# 常见病中医证治表解

主编 金家浚 蒋维宇
编者 王子德 罗永樵 赵致镛 戴光敏

四川科学技术出版社
·成都·

**图书在版编目（CIP）数据**

常见病中医证治表解/金家浚，蒋维宇主编. –成都：四川科学技术出版社，2014.7（2024.3重印）
ISBN 978-7-5364-7909-8

Ⅰ. 常… Ⅱ. ①金… ②蒋… Ⅲ. 常见病–中医治疗法 Ⅳ. ①R242

中国版本图书馆CIP数据核字（2014）第118057号

CHANGJIANBING ZHONGYI ZHENGZHI BIAOJIE

**常见病中医证治表解**

主　　编　金家浚　蒋维宇

出 品 人　程佳月
责任编辑　李迎军
助理编辑　王天芳
封面设计　叶　玲
责任出版　欧晓春
出版发行　四川科学技术出版社
　　　　　成都市锦江区三色路238号　邮政编码 610023
　　　　　官方微博 http://weibo.com/sckjcbs
　　　　　官方微信公众号 sckjcbs
　　　　　传真 028-86361756
成品尺寸　146 mm × 210 mm
印　　张　6　字数　210　千
印　　刷　成都一千印务有限公司
版　　次　2014年7月第 1 版
印　　次　2024年3月第 3 次印刷
定　　价　58.00元

ISBN 978-7-5364-7909-8

邮　　购：成都市锦江区三色路238号新华之星A座25层　邮政编码：610023
电　　话：028-86361770

# 序

当前振兴中医工作正轰轰烈烈地进行，世界各发达国家也竞相掀起中医热。值此中医发展的黄金时节，广大读者迫切需要类似中医简明手册的书籍，由金家浚主任医师等主编的《常见病中医证治表解》便应运而生了。

本书乃内、妇、儿科的临床手册，将中医基础理论与临床辨证论治紧密地结合，删繁就简，丝丝入扣，规律性强，易于记诵，中医特色正浓。全书撰写了内、妇、儿科常见病证 100 多种，也包括了急难重证在内，一病一表，简洁实用，符合临诊需要；病因病机，汲取古今医家之说，要言不繁，持论平正，切合实际，起到以理释证指法的要义；主证特有症状突出，便于证型的鉴别；所列证型规范，利于推理记诵；治法、主方、药物加减，用语传统而通俗，且能结合作者之临床经验，条目清晰，理法方药一气贯通。古谓不知其常岂知其变，本书最大特点乃寓科学性、先进性、实用性于常规常法之中，难能可贵。

因此，我认为本书不仅为中医初学者入门之必读，也是中医院校师生教与学的参考医籍之一，更为临床医生所必备。我相信本书定会受到广大读者的欢迎。

原四川省中医药研究院院长　郁文骏

# 目　录

## 一、内科疾病

## 二、妇科疾病

## 三、儿科疾病

# 一、内科疾病

## 感冒

| 证型 | | 病因病机 | 主证 | 治法 | 主方 | 药物 |
|---|---|---|---|---|---|---|
| 风寒 | 表寒 | 皮毛者，肺之所合。风寒之邪外袭皮毛，肺内应之，以致肺失清肃，皮毛闭塞，卫阳被遏，荣卫失和，肺窍不利，气道受阻 | 鼻塞声重，流清涕，喷嚏，喉痒，咳嗽，痰稀而多，甚则发热恶寒。头痛身痛，无汗，苔薄白，脉浮或浮紧 | 辛温解表 宣肺散寒 | 荆防败毒散 | 荆芥、防风、川芎、柴胡、人参、茯苓、甘草、羌活、独活、前胡、枳壳、桔梗。简易方：生姜、葱白、蔗糖 |
| | 表寒里热 | | 发热恶寒，无汗，肢节烦疼，口渴饮冷，烦躁咽痛，咳嗽气喘，痰黄黏稠，尿赤便秘，苔黄脉数 | 宣肺散寒 清肺定喘 | 麻杏石甘汤 | 麻黄、杏仁、生石膏、甘草。选加荆芥、防风、黄芩、枇杷叶、大黄、栀子 |
| | 表寒里湿 | | 恶寒头重，四肢困倦，口淡胸闷，呕恶纳呆，大便溏而不爽，脘连腹胀，苔白腻，脉濡缓 | 解表化湿 | 藿香正气散 | 白芷、大腹皮、厚朴、白术、法夏、甘草、苏叶、陈皮、藿香、桔梗、茯苓、生姜、大枣 |
| | 气虚感寒 | | 恶寒发热，头痛鼻塞，咳嗽痰白，气短懒言，神疲无力，舌淡苔白，脉浮无力或沉而无力 | 益气解表 | 补中益气汤 | 人参、白术、甘草、当归、陈皮、黄芪、升麻、柴胡。选加荆芥、防风、苏叶 |

**续表**

| 证型 | | 病因病机 | 主证 | 治法 | 主方 | 药物 |
|---|---|---|---|---|---|---|
| 风寒 | 阳虚感寒 | | 恶寒身痛，无汗头痛，四肢不温，面白声低，舌淡白而胖，脉沉细无力 | 助阳解表 | 麻附细辛汤 | 麻黄、制附子、细辛 |
| | 血虚感寒 | | 发热恶寒，头痛，面色皖白，唇甲色淡，心悸头晕，舌淡苔白，脉细无力 | 养血解表 | 七味葱白饮 | 葱白、葛根、豆豉、生姜、熟地黄、百劳水、麦冬。选加荆芥、苏叶 |
| 风热 | 表热 | 肺主气属卫，风热外袭，肺卫受邪，表卫疏泄失司，肺之清肃宣降失司 | 发热，恶风，头痛，有汗或无汗，咳嗽，痰黄稠，咽喉红肿痛，舌尖红，苔薄白微黄，脉浮数 | 辛凉解表 | 卫分证重用银翘散；肺经证重用桑菊饮 | 银翘散：金银花、连翘、荆芥、桔梗、薄荷、竹叶、牛蒡子、豆豉、芦根、甘草。桑菊饮：桑叶、菊花、桔梗、杏仁、连翘、芦根、甘草、薄荷 |
| | 阴虚感冒 | | 头痛身热，微恶风寒，无汗或微汗，头晕心烦，口渴咽干，手足心热，干咳少痰，舌红，脉细数 | 滋阴解表 | 加减葳蕤汤 | 玉竹、葱白、豆豉、桔梗、薄荷、白薇、甘草、大枣 |
| | 燥伤肺卫 | | 发热微恶风寒，头痛，鼻咽干燥，咳嗽少痰，口渴，苔薄白干，右脉数大 | 辛凉润肺 | 桑杏汤 | 桑叶、杏仁、象贝母、沙参、豆豉、栀皮、梨皮 |

续表

| 证型 | | 病因病机 | 主证 | 治法 | 主方 | 药物 |
|---|---|---|---|---|---|---|
| 风热 | 外感暑湿 | | 发热甚，汗出而热不解，身重倦怠，口渴饮冷，尿短赤，苔黄腻，脉濡数 | 清暑利湿 | 新加香薷饮 | 金银花、香薷、厚朴、扁豆花、连翘。选加荷叶、六一散 |

## 咳　嗽

| 证型 | | 病因病机 | 主证 | 治法 | 主方 | 药物 |
|---|---|---|---|---|---|---|
| 外感 | 风寒 | 肺主气，司呼吸，开窍于鼻，外合皮毛。六淫之邪均可侵袭皮毛、口鼻，使肺卫不固，肺气失于宣降而咳 | 咳嗽，痰稀色白，头痛，流涕，恶寒发热，无汗，苔薄白，脉浮 | 疏风散寒 宣肺止咳 | 杏苏散 止嗽散 | 杏仁、苏叶、茯苓、法夏、陈皮、枳壳、桔梗、前胡、生姜、大枣、甘草，宜加麻黄。陈皮、白前、桔梗、百部、荆芥、紫菀。选加防风，苏叶。简易方：生姜、陈皮、杏仁各10克，水煎服 |
| | 风热 | | 咳嗽不爽，痰黄稠，口渴咽干，头痛恶风，身热汗出，苔薄黄，脉浮数 | 疏风清热 宣肺化痰 | 桑菊饮 | 桑叶、菊花、杏仁、桔梗、生甘草、薄荷、芦根、连翘。选加枇杷叶、马兜铃、浙贝母、生石膏。简易方：肺经草、枇杷叶各15克，水煎服 |

续表

| 证型 | | 病因病机 | 主证 | 治法 | 主方 | 药物 |
|---|---|---|---|---|---|---|
| 外感 | 燥热 | | 干咳无痰，或痰少黏稠，鼻燥咽干，甚则胸痛，或恶风身热，痰中带血，舌尖红，苔薄黄而干，脉细略数 | 清热润燥 宣肺止咳 | 清燥救肺汤 | 杏仁、桑叶、枇杷叶、石膏、麦冬、生甘草、人参、阿胶、麻仁。若证属凉燥，宜改用杏苏散。简易方：桑叶12克，枇杷叶10克，麦冬12克，水煎服 |
| 内伤 | 痰湿犯肺 | 脾失健运，聚湿生痰，痰湿上渍于肺，肺失肃降 | 咳嗽痰稀色白，胸脘痞闷，胃纳不佳，神疲乏力，大便时溏，苔白腻，脉濡滑 | 燥湿健脾 化痰止咳 | 二陈汤合平胃散，脾虚者二陈汤合四君子汤 | 法夏、陈皮、茯苓、甘草、苍术、厚朴、白术、党参。简易方：法夏10克，生姜10克，水煎服 |
| | 痰热壅肺 | 风热犯肺，灼津为痰，或痰湿化热，阻滞肺气 | 咳嗽气喘，痰稠色黄，身热胸闷，口渴尿黄，苔黄腻，脉滑数 | 清热肃肺 豁痰止咳 | 清金化痰汤 | 知母、贝母、桑白皮、栀子、黄芩、麦冬、瓜蒌子、茯苓、桔梗、橘皮、甘草。宜加鱼腥草。简易方：黄芩12克，瓜蒌皮15克，鱼腥草30克，水煎服 |

续表

| 证型 | | 病因病机 | 主证 | 治法 | 主方 | 药物 |
|---|---|---|---|---|---|---|
| 内伤 | 脾肾阳虚 | 脾肾阳虚，卫外不固，水饮内停，上射于肺 | 咳嗽反复发作，痰涎清稀，头眩心悸，畏寒肢冷，小便不利，苔白润，脉沉滑 | 温阳散寒<br>祛痰利水 | 真武汤 | 制附片、茯苓、白术、生姜、白芍，选加五味子、细辛、干姜。简易方：制附片、生姜各10克，水煎服 |
| | 肺肾阴虚 | 肺肾阴虚，相火灼金，清肃之令不行 | 干咳无痰，或痰少黏稠带血，口燥咽干，午后潮热，两颧红赤，五心烦热，形体消瘦，舌红少苔，脉细数 | 养阴润肺<br>化痰止咳 | 沙参麦门冬汤 | 沙参、麦冬、扁豆、玉竹、天花粉、桑叶、甘草，加贝母、阿胶、熟地黄。简易方：川贝6克，梨汁1匙，冰糖15克，水煎服 |

## 哮、喘

| 证型 | | 病因病机 | 主证 | 治法 | 主方 | 药物 |
|---|---|---|---|---|---|---|
| 哮证 | 冷哮 | 由多种因素造成寒痰内伏于肺，再遇外感而发 | 气急痰鸣，痰少清稀，胸闷，苔白滑，脉浮紧，或有头痛恶寒、发热无汗等表证 | 温肺散寒<br>豁痰利窍 | 射干麻黄汤或小青龙汤 | 麻黄、射干、细辛、半夏、生姜、紫菀、款冬花、五味子、大枣，加人参 |

**续表**

| 证型 | | | 病因病机 | 主证 | 治法 | 主方 | 药物 |
|---|---|---|---|---|---|---|---|
| 哮证 | 热哮 | | 由多种因素造成热痰内郁于肺，再遇外感而发 | 气急痰鸣，痰黄稠黏，胸高气粗，面赤烦渴，舌红苔黄腻，脉滑数。或兼风热表证 | 宣肺清热化痰降逆 | 越婢加半夏汤 | 麻黄、生石膏、半夏、生姜、大枣、甘草。加黄芩、竹沥、葶苈子。简易方：竹沥 15 克，莱菔汁 30 克，混匀一次服 |
| 喘证 | 实证 | 风寒束肺 | 肺合皮毛。风寒外束肌表，则肺气失于宣降 | 胸满喘咳，头痛恶寒，痰多清稀，发热无汗，苔白薄，脉浮紧 | 宣肺散寒平喘 | 麻黄汤 | 麻黄、桂枝、杏仁、炙甘草。加苏子、葶苈子、大枣。简易方：苏叶 10 克，陈皮 10 克，葱白 4 根，水煎服 |
| | | 风热犯肺 | 风热袭肺，热盛气壅，灼津为痰，痰热交阻，肺气不利 | 喘咳气急，发热汗出，口渴心烦，胸痛，痰黄稠，苔薄黄，脉浮数 | 清热宣肺 化痰平喘 | 麻杏石甘汤 | 麻黄、杏仁、生石膏、甘草。加瓜蒌、黄芩、桑白皮 |
| | | 痰浊阻肺 | 饮食失节，脾胃受伤，生痰生湿，上干于肺，肺气不利 | 咳喘痰多黏腻，胸闷呕恶，口淡纳呆，苔白腻，脉滑 | 祛痰降气平喘 | 三子养亲汤合二陈汤 | 苏子、白芥子、莱菔子、半夏、茯苓、陈皮、甘草，加苍术、厚朴。痰湿化热者用桑白皮汤加知母、瓜蒌、葶苈子 |

续表

| 证型 | | | 病因病机 | 主证 | 治法 | 主方 | 药物 |
|---|---|---|---|---|---|---|---|
| 喘证 | 虚证 | 肺虚 | 久咳或劳倦汗出伤肺，肺之气阴两虚，气失所主，短气喘促 | 喘促短气，言语无力，咳声低弱，口干面红，舌淡脉弱 | 益气定喘 | 生脉散 | 人参、麦冬、五味子。宜加黄芪、沙参、贝母。中气下陷者，改用补中益气汤 |
| 喘证 | 虚证 | 肾虚 阳虚 | 大病久病，或劳欲伤肾，精气内夺，根本不固，气失摄纳，出多入少，逆气上奔而为喘 | 动则气喘，畏寒自汗，面青肢冷，食少乏力，舌淡胖，脉沉弱 | 温肾纳气 | 金匮肾气丸合人参胡桃汤 | 熟地黄、山药、山茱萸、泽泻、牡丹皮、茯苓、肉桂、附片、人参、胡桃肉 |
| 喘证 | 虚证 | 肾虚 阴虚 | | 喘咳咽痛，面赤口干，潮热盗汗，五心烦热，舌红少苔，脉细数 | 滋肾敛气 | 都气丸合生脉散 | 熟地黄、山药、山茱萸、泽泻、茯苓、牡丹皮、五味子、人参、麦冬 |

## 痰　证

| 证型 | | 病因病机 | 主证 | 治法 | 主方 | 药物 |
|---|---|---|---|---|---|---|
| 实痰 | 痰浊壅肺 | | 咳嗽痰多，清稀或黄稠，痰鸣喘闷，苔腻脉滑 | 祛痰肃肺 | 杏苏散 | 杏仁、紫苏、桔梗、陈皮、枳壳、生姜、半夏、大枣、茯苓、前胡、甘草。偏寒加白芥子，偏热加黄芩、瓜蒌、鱼腥草 |

**续表**

| 证型 | | 病因病机 | 主证 | 治法 | 主方 | 药物 |
|---|---|---|---|---|---|---|
| 实痰 | 痰阻中焦 | 肺主治节、脾主运化、肾主开阖，水谷津液正常生化输布则无痰可生。当六淫、七情、饮食劳倦等因素导致肺、脾、肾功能异常，三焦气化不利，水谷不化精微，津液不能正常输布，停滞凝结而为痰。痰之既成，随气升降，无处不到，或贮于肺，或停于胃，或蒙心窍，或扰肝胆，或窜经络，而变生诸证 | 脘闷不饥，泛吐清涎，肢重头晕，苔白腻，脉濡滑 | 和胃化痰 | 二陈汤 | 陈皮、半夏、茯苓、甘草。选加生姜、白术、竹茹、山楂、莱菔子 |
| | 痰郁互结 | | 心悸失眠，易怒善惊，胸痛脘闷，或精神失常；或昏仆吐涎；或咽不利，似有物梗；或发瘿瘤瘰疬。舌红苔白腻，脉弦滑 | 解郁化痰<br>镇心宁神 | 温胆汤 | 陈皮、半夏、茯苓、枳实、甘草、竹茹。可加郁金、川贝母、石菖蒲、牡蛎、远志、朱砂、生铁落、礞石、桔梗、射干、海蛤壳、山慈姑、昆布、海藻等(随症加减) |
| | 风痰闭阻 | | 口眼歪斜，半身不遂，肢体麻木，或突然昏仆，不省人事，喉中痰鸣，苔厚腻，脉弦滑 | 祛风通络<br>豁痰开窍 | 牵正散<br>涤痰汤 | 白附子、僵蚕、全蝎。可加鸡血藤、川芎、当归、赤芍。或以温胆汤加制南星、石菖蒲、人参 |
| 虚痰 | 肺虚痰恋 | | 咳喘日久，痰黏难咯或痰稠量多，或自汗畏寒，易感冒，或潮热颧红，舌淡苔薄白，脉细滑无力 | 补肺化痰 | 补肺阿胶散<br>合半贝丸 | 阿胶、马兜铃、杏仁、牛蒡子、甘草、糯米、贝母、半夏。可加黄芪、沙参、玉竹、百合 |
| | 脾虚痰盛 | | 纳呆恶心，泛吐痰浊，面色萎黄乏力，腹胀便溏，苔腻，脉细软 | 健脾化痰 | 六君子汤 | 党参、白术、茯苓、甘草、半夏、陈皮，加生姜、蔻仁、石菖蒲、薏苡仁、山药、扁豆 |

续表

| 证型 | 病因病机 | 主证 | 治法 | 主方 | 药物 |
|---|---|---|---|---|---|
| 肾虚痰泛 | | 咳喘气促日久，动则甚，呼多吸少，痰多而稀，浮肿畏寒，腰膝冷痛，晨泻尿频，舌淡苔薄，脉沉细弱 | 温肾行水化痰 | 金匮肾气丸 | 熟地黄、山药、山茱萸、泽泻、茯苓、牡丹皮、肉桂、附子。选加紫石英、沉香、半夏、陈皮、苏子 |

## 饮　证

| 证型 | 病因病机 | 主证 | 治法 | 主方 | 药物 |
|---|---|---|---|---|---|
| 痰饮 | 外伤寒湿、饮食，内有阳气不足，脾肺肾气化不行，三焦水道壅闭，水津不得正常输布，蓄而为饮，饮留胃肠为痰饮，饮停胸胁为悬饮，饮犯胸肺为支饮，饮溢四肢则为溢饮 | 脘痞吐涎，肠中水声辘辘，大便时燥时溏，尿黄少，口舌干燥，苔白黄，脉沉滑 | 利气逐饮 | 己椒苈黄丸 | 防己、川椒目、葶苈子、大黄。简易方：厚朴 20 克，枳实 6 克，大黄 10 克，水煎服，得快利，下黏垢痰涎即止 |
| 悬饮 | | 胸胁胀痛，咳唾、转侧、呼吸时加重，气短息促，苔白，脉沉弦 | 攻逐水饮 | 十枣汤 | 甘遂、芫花、大戟研末，大枣煎汤送服，小量递增，利下即减或停服 |
| 支饮 | | 咳喘胸满，短气不得卧，痰多清稀，面目浮肿，苔白腻，脉弦紧。历年不愈，感寒即发，初起可兼表证 | 温肺化饮平喘 | 小青龙汤 | 麻黄、桂枝、细辛、干姜、半夏、五味子、白芍、甘草。表解饮未除者，去麻黄，加杏仁、苏子。简易方：紫苏叶 10 克，葶苈子 12 克，大枣 12 克，水煎服 |

续表

| 证型 | 病因病机 | 主证 | 治法 | 主方 | 药物 |
|---|---|---|---|---|---|
| 溢饮 | | 肢体重痛，甚则微肿，无汗恶寒，口不渴，或咳喘，痰多白沫，苔白，脉弦紧 | 温散化饮 | 小青龙汤 | 见上。若饮郁化热，见发热、烦躁者，用大青龙汤：麻黄、桂枝、杏仁、甘草、生姜、大枣、生石膏 |

## 失音

| 证型 | | 病因病机 | 主证 | 治法 | 主方 | 药物 |
|---|---|---|---|---|---|---|
| 实证 | 外感风寒 | 风寒外袭皮毛，肺气不宣，闭塞喉窍，或寒邪外束，阻塞气分，里热内炽，而成外寒里热 | 鼻塞咳嗽，音哑不扬，恶寒发热，苔薄白，脉浮紧。有里热者则有口渴喉痛，苔薄黄，脉浮数 | 疏风散寒宣肺开音，有里热者宜散寒清热 | 三拗汤，有里热者用麻杏石甘汤 | 麻黄、杏仁、甘草。加蝉蜕、桔梗。麻黄、杏仁、石膏、甘草。宜加桔梗、蝉蜕、桑叶、胖大海、射干、前胡 |
| | 痰热交阻 | 外感风热，煎熬津液成痰，痰热互结，肺气不宣，喉窍闭阻 | 声音重浊不扬，咳痰黄稠，口苦喉干，苔黄腻，脉滑数 | 清热化痰 肃肺开音 | 清气化痰丸 | 陈皮、杏仁、枳实、瓜蒌子、胆星、茯苓、半夏、黄芩。加桔梗、蝉蜕。简易方：青果10枚，白萝卜60克，水煎频服 |

**续表**

| 证型 | | 病因病机 | 主证 | 治法 | 主方 | 药物 |
|---|---|---|---|---|---|---|
| 虚证 | 肺燥津伤 | 肺受燥热，损耗津液，喉失濡养，或阴虚劳嗽，虚火劫津，久咳致喑；或因高声呼叫，或语言过多，损伤肺气而致喑 | 音哑，口干喉燥，干咳无痰，鼻唇干燥，舌红，脉细数 | 清热润燥开音 | 清燥救肺汤 | 桑叶、石膏、人参、杏仁、枇杷叶、阿胶、麦冬、麻仁、生甘草。加蝉蜕、桔梗、木蝴蝶。简易方：桔梗15克，诃子6克，生甘草10克，水煎服 |
| | 肺肾阴虚 | 肺肾阴虚，水不上承，虚火灼金，肺窍失濡而喑 | 音哑日久，干咳少痰，虚烦不寐，腰膝酸软，耳鸣目眩，五心烦热，盗汗，舌红少苔，脉细数 | 滋阴降火 | 八仙长寿丸 | 熟地黄、山药、山茱萸、泽泻、茯苓、牡丹皮、麦冬、五味子。加诃子 |

## 咳　血

| 证型 | | 病因病机 | 主证 | 治法 | 主方 | 药物 |
|---|---|---|---|---|---|---|
| 实证 | 燥热伤肺 | 外感风热燥邪，或素嗜辛辣烟酒，化热化燥，损伤肺络，致成咳血 | 喉痒咳嗽，痰中带血，口鼻干燥，心烦口渴，或发热，舌红，苔薄黄，脉浮数 | 清热润肺 宁络止血 | 桑杏汤 | 桑叶、杏仁、沙参、贝母、山栀、梨皮，加连翘、菊花、白茅根、侧柏叶。简易方：白茅根30克，水煎，生萝卜500克取汁合匀，加盐少许，每服一杯，每日3服 |

续表

| 证型 | | 病因病机 | 主证 | 治法 | 主方 | 药物 |
|---|---|---|---|---|---|---|
| 实证 | 肝火犯肺 | 暴怒伤肝，肝火上逆，木火刑金，灼伤肺络而咳血 | 咳痰带血，甚则纯血量多，心烦易怒，两胁胀痛，便干溲赤，口苦，舌红，苔薄黄，脉弦数 | 清肝泻肺 凉血止血 | 泻白散合黛蛤散 | 桑白皮、地骨皮、甘草、粳米、青黛、蛤壳。宜加龙胆草、黄芩、生地黄、白茅根、仙鹤草。简易方：茜草根15克，艾叶3克，乌梅15克，水煎服 |
| 虚证 | 阴虚火旺 | 久病、热病、劳欲等伤及肾阴，阴虚生内热，致肺肾阴虚火旺而成咳血 | 干咳少痰，痰中带血，潮热盗汗，口干颧红，舌红少苔，脉细数 | 养阴清热止血 | 百合固金汤 | 百合、生地黄、熟地黄、贝母、生甘草、白芍、玄参、麦冬，加青蒿、白及、藕节、牡蛎。简易方：百合30克，生地黄30克，水煎服 |
| | 脾肺虚寒 | 寒邪入里，或过服寒凉，中阳受损，致脾肺气虚，气不摄血而咳血 | 咳血黯红，口多清涎，畏寒肢冷，胸中满闷，不能平卧，舌淡苔白滑，脉沉弱 | 温补脾肺 益气摄血 | 甘草干姜汤 | 甘草、炮姜。加人参、艾叶炭、荆芥炭。简易方：炮姜15克，艾叶炭15克，水煎服 |

# 肺胀

| 证型 | | 病因病机 | 主证 | 治法 | 主方 | 药物 |
|---|---|---|---|---|---|---|
| 实证 | 寒饮射肺 | 肺脾先虚，水停膈间，复感外寒，寒饮相搏，上射于肺 | 胀满喘促，咳吐清痰，甚则气逆不得平卧，口干不欲饮，恶寒发热，身痛无汗，唇青紫，苔白滑，脉浮紧 | 散寒涤饮，降逆平喘 | 小青龙汤 | 麻黄、桂枝、细辛、干姜、半夏、五味子、白芍、甘草。选加杏仁、苏子、陈皮 |
| | 痰热壅肺 | 痰热素盛，复感外邪，邪与痰合，郁遏肺气 | 喘急胀满，痰稠难出，发热微恶风寒，面赤烦渴，声嘶，舌尖红，苔黄，脉滑数 | 开郁清热，豁痰利气 | 葶苈散 | 杏仁、葶苈子、桑皮、山栀、桔梗、陈皮、蛤粉、茯苓、荆芥、薄荷、人参、甘草 |
| 虚证 | 肺肾气虚 | 肺虚气不降，肾虚气不纳，致气之出入受阻，胸满而发 | 胸满气短，咳声低微，语言无力，动则气促，面晦自汗，舌淡白，脉沉弱 | 补益肺肾 | 保元汤 | 人参、黄芪、肉桂、甘草。选加附子、补骨脂、胡桃肉、五味子、蛤蚧 |
| | 肾不纳气 | 老年或久咳，肾阳大亏，气不归根，逆而上冲，下虚上盛，肺气胀满 | 胸中虚满，气短不续，声低息微，畏寒肢冷，自汗神怯，尿清长或失禁，滑精，舌淡脉微细 | 温肾纳气 | 右归丸 | 山药、山茱萸、附子、肉桂、杜仲、枸杞、菟丝子、鹿角胶、当归、熟地黄 |

续表

| 证型 | | | 病因病机 | 主证 | 治法 | 主方 | 药物 |
|---|---|---|---|---|---|---|---|
| 危证 | 闭证 | 寒痰 | 寒痰上逆，闭塞阳气 | 面青肢厥，神恍嗜卧，痰壅气促，六脉沉伏 | 温阳益气 豁痰开闭 | 参附汤 | 人参、附子。送服苏合香丸 |
| | | 热痰 | 热痰上蒙心包 | 面赤谵语，胸闷烦躁，痰黏难出，舌强难言，脉细数 | 清热 豁痰 开窍 | | 竹沥送服成药猴枣散。或用至宝丹 |
| | 脱证 | 阴脱 | 阴液将竭 | 胸高气促，发热烦渴，汗出，舌红，脉弦细疾 | 养阴益气 | 生脉散 | 人参、麦冬、五味子。加玄参、玉竹、牛膝、附子 |
| | | 阳脱 | 肾阳欲脱 | 面黯息微，大汗肢厥，少尿或无尿，舌淡脉微 | 回阳固脱 | 四逆汤 | 附子、干姜、甘草。加人参 |

# 肺　痨

| 证型 | 病因病机 | 主证 | 治法 | 主方 | 药物 |
|---|---|---|---|---|---|
| 肺阴亏损 | 体弱者感受病者之气，痨虫乘虚侵入，蚀肺伤阴，虚热内生，肺失清肃，肺气上逆 | 干咳少痰，或痰中带血，胸痛，潮热，颧红，咽干口燥，舌红，苔薄黄少津，脉细数 | 养阴润肺 | 百合固金汤 | 百合、生地黄、熟地黄、麦冬、贝母、当归、芍药、生甘草、玄参、桔梗。选加功劳叶、百部、沙参、白及、延胡索、龟板、白薇 |

**续表**

| 证型 | 病因病机 | 主证 | 治法 | 主方 | 药物 |
|---|---|---|---|---|---|
| 阴虚火旺 | 肺阴亏耗日久，肾阴亦亏，水亏于下，则火炎于上，成阴虚火旺 | 骨蒸潮热，失眠，盗汗，五心烦热，呛咳痰少，或痰黄稠，反复咯血，量多色鲜，胸痛，遗精或月经不调，舌红绛，脉细数 | 养阴清火 | 秦艽鳖甲散 | 秦艽、鳖甲、知母、当归、柴胡、地骨皮、青蒿、乌梅。选加煅龙牡、金樱子、酸枣仁、瓜蒌、十灰散 |
| 气阴两虚 | 肺虚日久，子夺母气以自养，病及于脾，脾气虚弱，健运失常 | 咳嗽咯血，潮热颧红，自汗盗汗，面白气短，食少神倦，舌光红，苔薄或剥，脉细数无力 | 益气养阴 | 月华丸 | 生地黄、熟地黄、麦冬、天冬、三七、山药、百部、沙参、茯苓、川贝母、阿胶、獭肝。选加党参、黄芪、砂仁 |
| 阴阳两虚 | 肺痨日久，阴损及阳，致肺、脾、肾三脏并损，阴阳两虚 | 咳喘咯血，骨蒸劳热，盗汗遗精，羸弱形寒，自汗恶风，食少便溏，浮肿，舌光红或淡胖有齿痕，脉微细 | 填补精血 温补脾肾 | 保真汤 | 黄芪、党参、茯苓、白术、甘草、陈皮、麦冬、天冬、熟地黄、生地黄、白芍、五味子、柴胡、地骨皮、黄柏、知母、莲心。选加紫河车、鹿胶、肉桂 |

# 噎膈

| 证型 | 病因病机 | 主证 | 治法 | 主方 | 药物 |
|---|---|---|---|---|---|
| 痰气交阻 | 忧思脾伤，脾伤则气结，而津液失于敷布，聚而为痰，痰气交阻食道而为本病 | 吞咽梗阻，胸膈痞满隐痛，情绪舒畅则稍减，口干咽燥，舌红苔薄腻，脉弦细而滑 | 开郁润燥化痰 | 启膈散 | 丹参、郁金、砂仁壳、沙参、茯苓、川贝母、荷叶蒂、杵头糠。选加瓜蒌、陈皮、玄参、麦冬、白蜜、梨汁、韭菜汁 |
| 津亏热结 | 过食醇酒、辛辣香燥，日久郁热停聚，阻塞食道，伤津燥血，食道干涩，食不得入 | 吞咽梗涩而痛，固体食物难入，只汤水可下，形体日瘦，口干便结，五心烦热，舌干红、有裂纹，脉弦细数 | 养阴清热 | 五汁安中饮 | 梨汁、藕汁、牛乳、生姜汁、韭汁。选加沙参、石斛、生地黄、熟地黄、大黄 |
| 瘀血内结 | 郁怒伤肝，肝郁则血滞，久而为瘀，瘀血内结，阻于食道，食不得入 | 胸膈疼痛，食入拒隔而复吐出，甚则水浆不入，大便坚如羊屎，或吐下如赤豆汁，形瘦肤燥，舌红或青紫，少津，脉细涩 | 养血行瘀 | 通幽汤 | 当归、生地黄、桃仁、红花。选加三七、丹参、赤芍、蜣螂、昆布、贝母、牛乳、玉枢丹 |
| 气虚阳微 | 本病日久不愈，生化无源，津液干涸，阴损及阳，而成气虚阳微，衰竭而死 | 长期饮食不下，形寒气短，面肿㿠白，泛吐清水，腹胀，足肿，舌淡苔白，脉细弱 | 补气益脾 | 补气运脾汤 | 人参、黄芪、白术、半夏、茯苓、砂仁、生姜、大枣、甘草、陈皮。选加代赭石、旋覆花、枸杞、熟地黄 |

# 呃逆

| 证型 | | 病因病机 | 主证 | 治法 | 主方 | 药物 |
|---|---|---|---|---|---|---|
| 实证 | 寒邪动膈 | 过食生冷或凉药,胃阳被遏,阴寒之气上冲于膈而为呃逆 | 呃声沉缓,脘膈不舒,得热则减,得寒加剧,口中和,苔白,脉迟 | 温中降逆 | 丁香散 | 丁香、高良姜、柿蒂、甘草。选加吴茱萸、肉桂、厚朴、苏叶、生姜、红糖、半夏、陈皮、当归、人参。验方:①皂角粉,吹鼻中取嚏,再呃再吹。②刀豆子烧存性,白酒调服,每次6克 |
| | 胃火上逆 | 过食辛热或温剂,郁而化热,火热之气上逆动膈 | 呃声洪亮,冲逆而出,口臭烦渴,尿赤便秘,苔黄,脉滑数 | 清胃降逆 | 竹茹汤 | 竹茹、半夏、陈皮、山栀、枇杷叶、生姜、大枣、甘草。选加石膏、知母、生地黄、天花粉、大黄、枳实、柿蒂。验方:①芦根、柿蒂各10克,水煎服。②黄连、苏叶各1克,泡开水,小量频服 |
| | 气逆痰阻 | 忧思恼怒,气机不利,津液不布而生痰浊,肝气逆乘肺胃,胃气夹痰上逆动膈 | 呃逆连声,胸胁胀闷,每因郁怒而发,舒畅则缓,头目眩晕,食少恶心,苔薄腻,脉弦滑 | 降气化痰 | 旋覆代赭汤 | 旋覆花、代赭石、生姜、人参、半夏、大枣、甘草。选加川楝子、郁金、陈皮、柿蒂、竹茹。验方:旋覆花、法夏各10克,水煎服 |

续表

| 证型 | | 病因病机 | 主证 | 治法 | 主方 | 药物 |
|---|---|---|---|---|---|---|
| 虚证 | 脾阳不足 | 脾阳素虚，或劳累太过，或病伤中阳，升降失常，虚气上逆动膈 | 呃声低弱，气不接续，面白肢冷，食少困倦，舌淡苔白，脉沉弱 | 温阳健脾 | 丁萸理中汤 | 丁香、吴茱萸、人参、干姜、白术、甘草。选加附子、肉桂、陈皮、麦芽、黄芪、柿蒂 |
| | 胃阴亏虚 | 素体阴虚，或热病、或汗吐下太过，伤及胃阴，胃失和降，虚火上逆动膈而致呃逆 | 呃声急促而不连续，心烦口干，舌红乏津，或有裂纹，脉细数 | 养胃生津 | 益胃汤 | 玉竹、生地黄、麦冬、沙参、冰糖。选加枇杷叶、柿蒂、石斛、刀豆子、竹茹 |

## 反　胃

| 证型 | 病因病机 | 主证 | 治法 | 主方 | 药物 |
|---|---|---|---|---|---|
| 脾胃虚寒 | 中阳不足，阴寒内生，阳为寒滞，水谷不化，浊阴之气上逆，完谷吐出 | 食后脘胀，朝食暮吐，暮食朝吐，宿谷不化，吐后方舒，面白乏力，舌淡苔薄，脉缓细弱 | 温中降逆 | 丁香透膈散 | 丁香、砂仁、白豆蔻、人参、白术、神曲、麦芽，香附、木香、甘草。选加旋覆花、代赭石 |
| 脾肾虚寒 | 久吐肾阳亦虚，釜底无薪，脾失温煦，不能腐熟水谷，虚寒内盛 | 久吐不止，形体衰惫，面色㿠白，四肢厥冷，舌淡苔白，脉沉细 | 温肾运脾 | 附子理中汤 | 附子、人参、干姜、白术、甘草。选加肉桂、丁香、吴茱萸 |

**续表**

| 证型 | 病因病机 | 主证 | 治法 | 主方 | 药物 |
|---|---|---|---|---|---|
| 气虚津伤 | 胃反日久，中气大伤，胃液大亏，成气阴两虚之证 | 胃反日久，气怯神疲，口干唇燥，大便秘结，舌红，脉虚细 | 益气生津 降逆止呕 | 大半夏汤 | 半夏、人参、白蜜。选加沙参、黄芪、玉竹、旋覆花 |
| 鉴别 | 1. 呕吐与反胃的病机都是胃失和降，都有呕吐表现，但反胃系脾胃虚寒，胃中无火，难于腐熟水谷，终至完谷吐出；而呕吐之胃气上逆由邪气干扰或胃虚失和引起，其吐亦无朝食暮吐、暮食朝吐之规律性<br>2. 噎膈是吞咽困难，或食入即吐，病在食道，多为阴虚有火，治以养阴清热为主；反胃是食入良久，停于胃中，尔后完谷吐出，以朝食暮吐、暮食朝吐为特点，病在胃，多为阳虚有寒，治以温中降逆为主。两者均难治，病程较长，患者应配合调理饮食、情志，病退后需继续扶养胃气 | | | | |

# 呕　吐

| 证型 | | 病因病机 | 主证 | 治法 | 主方 | 药物 |
|---|---|---|---|---|---|---|
| 实证 | 外邪犯胃 | 外感风寒、暑湿、秽浊之气，侵及胃腑，胃失和降，气机上逆而致 | 突然呕吐，胸脘满闷，恶寒发热，头痛，苔白脉浮，或有腹泻，感受暑湿者烦渴、尿黄 | 解表化浊 和胃降逆 | 藿香正气散 | 藿香、茯苓、紫苏、白术、白芷、甘草、桔梗、半夏、厚朴、大腹皮、陈皮。可选加羌活、防风、枳壳、山楂。感受暑湿者，去甘温之品，加黄连、佩兰、六一散等 |

续表

| 证型 | | 病因病机 | 主证 | 治法 | 主方 | 药物 |
|---|---|---|---|---|---|---|
| 实证 | 胃中积热 | 胃热素盛,或外感热邪入胃,或嗜食辛热厚味,胃中积热,热邪壅阻,气机怫郁,胃气上逆 | 呕吐酸苦,口臭饮冷,烦热,尿黄便秘,苔黄脉数 | 清胃止呕 | 竹茹汤 | 竹茹、半夏、陈皮、黄连、山栀、枇杷叶、芦根、甘草、生姜、大枣。简易方:大黄9克,甘草3克,水煎服 |
| | 饮食停滞 | 饮食过多,或食生冷油腻,停滞不化,胃气不降,上逆为呕 | 呕吐酸腐,脘闷厌食,嗳气食臭,吐后反舒,苔垢浊,脉沉实 | 消食导滞 | 保和丸 | 茯苓、半夏、山楂、神曲、连翘、莱菔子、陈皮。可选加砂仁、厚朴、枳实、大黄、竹茹、槟榔。验方:麦芽、山楂各9克,水煎服 |
| | 肝气犯胃 | 忧思恼怒,肝失疏泄,横逆犯胃,胃失和降,气机上逆 | 呕吐吞酸,嗳气频繁,胸闷胁胀,烦闷不舒,舌边红,苔薄腻,脉弦 | 理气降逆 | 四七汤 | 半夏、厚朴、茯苓、紫苏、生姜、大枣。可选加吴茱萸、黄连、大黄、枳实、竹茹、山栀、柴胡、郁金。成药:左金丸 |
| | 痰饮内阻 | 痰浊素盛,或脾虚不运,水液内停,聚而为痰,痰浊阻遏,胃气不降,上逆而呕 | 呕吐痰涎清水,脘闷食少,头晕心悸,苔白腻,脉滑 | 温化痰饮和胃降逆 | 二陈汤 | 陈皮、半夏、茯苓、甘草。可选加苍术、厚朴、竹沥、黄连、桂枝、生姜。验方:白萝卜叶60克,捣取汁,开水送下 |

续表

| 证型 | | 病因病机 | 主证 | 治法 | 主方 | 药物 |
|---|---|---|---|---|---|---|
| 虚证 | 脾胃虚寒 | 素体脾阳不足，久病脾阳受损，胃不纳谷，脾难运化，清气不升，浊气不降，阴寒浊气奔冲于上 | 饮食稍多即吐，时发时止，面白肢冷，喜热恶寒，渴不思饮，乏力便溏，舌淡苔白，脉濡弱 | 温中降逆 | 丁萸理中汤 | 丁香、吴茱萸、人参、干姜、白术、甘草。可选加半夏、厚朴、灶心土、附子、砂仁、陈皮。验方：半夏、干姜等份，水煎服 |
| | 胃阴不足 | 素体阴虚，或热病或过食辛燥伤及胃阴，胃失濡养，不得润降，胃气上逆 | 呕吐反复发作，而量不多，有时干呕无物，似饥不欲食，口干咽燥，舌红津少，脉细数 | 滋养胃阴 润燥降逆 | 麦门冬汤 | 麦冬、半夏、人参、粳米、大枣、甘草。可选加玉竹、知母、天花粉、竹茹、生地黄、麻仁、白蜜。验方：麦冬 15 克，竹茹 9 克，粳米 24 克，水煎服 |

## 呕　　血

| 证型 | 病因病机 | 主证 | 治法 | 主方 | 药物 |
|---|---|---|---|---|---|
| 胃热壅盛 | 酗酒过度，胃有积热，或暴饮暴食，升降失司，蕴湿生热，灼伤胃络，气逆血奔而吐血 | 吐血紫黯或鲜红，或夹食屑，脘闷胀痛，便黑或秘，口臭舌红，苔黄腻，脉滑数 | 清胃泻火 化瘀止血 | 泻心汤合十灰散 | 大黄、黄连、黄芩、大蓟、小蓟、山栀、棕榈皮、牡丹皮、荷叶、侧柏叶、白茅根、茜草根。可加竹茹、天花粉、麦冬、白芍。验方：①白及粉，每次 5 克，开水送服，日 3 次。②韭菜汁 1 盅、童便 1 盅，趁热服下 |

续表

| 证型 | 病因病机 | 主证 | 治法 | 主方 | 药物 |
|---|---|---|---|---|---|
| 肝火犯胃 | 忧思郁怒，肝气郁结，化火犯胃，损伤胃络，或素有胃热，复因肝火扰动，气逆血奔而吐血 | 吐血鲜红或带紫，头痛目赤，口苦咽干，心烦易怒，胁痛，舌红绛，脉弦数 | 泻肝清胃 凉血止血 | 龙胆泻肝汤 | 龙胆草、栀子、黄芩、柴胡、车前子、泽泻、木通、生地黄、当归、甘草。可加茜草根、白茅根、藕节、牡丹皮、旱莲草、侧柏叶、花蕊石 |
| 脾气虚弱 | 素体胃弱，或胃病日久，或饮食劳倦，伤及脾胃，或吐血日久，由实转虚，脾虚不能统血，气虚不能摄血 | 吐血时轻时重，血色黯淡，纳差便黑，面白肢冷，心悸气短，舌淡脉细 | 健脾养血 益气摄血 | 归脾汤 | 白术、黄芪、远志、木香、人参、酸枣仁、甘草、当归、茯神、龙眼肉、生姜、大枣。可加灶心土、血余炭。验方：仙鹤草 30 克，大枣 10 枚，水煎服 |

在吐血时，应使病人静卧少动，情绪安宁，以防变化。血出暴急者宜清热凉血，急用犀角地黄汤调服参三七粉。血出过多而见面白汗出、肢冷脉微之脱象者，急服独参汤益气固脱，并中西医结合抢救

## 胃 脘 痛

| 证型 | 病因病机 | 主证 | 治法 | 主方 | 药物 |
|---|---|---|---|---|---|
| 饮食停滞 | 饮食不节，过食肥甘，食滞不化，胃气不和而痛 | 胃脘胀痛，嗳腐厌食，或呕吐，吐后痛减，苔厚腻，脉滑实 | 消食导滞 | 保和丸 | 茯苓、半夏、山楂、神曲、连翘、莱菔子、陈皮。选加木香、槟榔、大黄、枳实、芒硝。验方：莱菔子 15 克，水煎服 |

续表

| 证型 | 病因病机 | 主证 | 治法 | 主方 | 药物 |
| --- | --- | --- | --- | --- | --- |
| 肝气犯胃 | 忧思恼怒，气郁伤肝，木横侮土而致胃痛 | 胃脘胀满，痛引两胁，嗳气及矢气后痛减，每因情志不畅而痛作，苔薄白，脉沉弦 | 疏肝理气 和胃止痛 | 柴胡疏肝散 | 柴胡、枳壳、芍药、川芎、香附、甘草。选加佛手、沉香、砂仁、延胡索、苏梗、麦芽、左金丸。验方：百合30克，台乌15克，水煎服 |
| 寒伤胃阳 | 外感寒邪或恣食生冷，寒积于胃而痛 | 受凉饮冷后胃痛暴作，痛势较剧，得热痛减，或见恶寒发热，头身疼痛，苔白，脉紧 | 温胃止痛 和解表里 | 柴胡桂枝汤 | 柴胡、桂枝、黄芩、甘草、半夏、白芍、人参、大枣、生姜。选加丁香、吴茱萸、高良姜、香附、枳实、神曲。验方：胡椒粉、肉桂粉等量，每服3克 |
| 脾胃虚寒 | 素体胃弱，或劳倦、久病伤脾，寒从内生，中焦虚寒而致胃痛 | 胃冷隐痛，泛吐清水，喜暖喜按，食少便溏，神疲肢冷，舌淡脉弱 | 温中健脾 | 黄芪建中汤 | 黄芪、桂枝、白芍、生姜、大枣、甘草、饴糖。选加丁香、吴茱萸、干姜、半夏、厚朴、砂仁。验方：川椒3克，高良姜9克，甘草6克，水煎服 |
| 胃阴不足 | 素体阴亏，或热病伤及胃阴，胃失濡养而痛 | 胃痛隐隐，口干便燥，舌红少津，脉虚略数 | 养阴益胃 | 人参乌梅汤 | 人参、乌梅、木瓜、山药、莲米、甘草、生地黄、麦冬。选加佛手、腊梅花、玉竹、沙参、左金丸。验方：白芍24克，甘草9克，水煎服 |

续表

| 证型 | 病因病机 | 主证 | 治法 | 主方 | 药物 |
|---|---|---|---|---|---|
| 胃络瘀阻 | 各种胃痛失治，久病入络，脉络损伤，瘀血内结，气滞血瘀，不通则痛 | 胃痛有定处，如锥刺刀割，拒按，食后痛剧，或吐血便黑，舌紫脉涩 | 活血化瘀 | 失笑散合丹参饮 | 蒲黄、五灵脂、丹参、檀香、砂仁。选加当归、川芎、阿胶、白芍、大枣、牡丹皮、延胡索、三七。验方：九香虫、法罗海各 9 克，水煎服 |

## 腹　痛

| 证型 | 病因病机 | 主证 | 治法 | 主方 | 药物 |
|---|---|---|---|---|---|
| 寒气入里 | 寒邪入侵，或过食生冷，脾阳受伤，寒积肠胃，气机受阻而腹痛 | 腹痛急暴，得热痛减，遇冷痛剧，口不渴，尿清便溏，苔白脉沉紧 | 温中散寒 | 良附丸合正气天香散 | 高良姜、香附、乌药、干姜、紫苏、陈皮。可选加附子、延胡索、当归、小茴香、肉桂。验方：盐 60 克炒热，布包熨痛处 |
| 饮食积滞 | 饮食不节，损伤肠胃，食积停滞，气机受阻而痛 | 脘腹胀满，疼痛拒按，嗳腐厌食，泻后痛减，苔腻脉滑实 | 消食导滞 | 保和丸 | 茯苓、半夏、山楂、神曲、连翘、莱菔子、陈皮。选加黄芩、大黄、枳实、厚朴、藿香、苦荞头。验方：山楂 9 克，炒炭研末，加红糖，开水冲服 |

续表

| 证型 | 病因病机 | 主证 | 治法 | 主方 | 药物 |
|---|---|---|---|---|---|
| 热结肠中 | 暑热入侵，或里寒郁久化热，或过食辛热厚味，热结肠中而腹痛 | 腹痛拒按，便秘尿赤，烦热口渴，苔黄燥，脉洪数 | 清热攻下 | 大承气汤 | 枳实、厚朴、大黄、芒硝。选加败酱草、黄芩、蒲公英、玄参、麦冬、生地黄。验方：莱菔子 15 克，大黄 9 克，水煎服 |
| 气滞血瘀 | 忧思恼怒，肝失条达，气血郁结，或手术、跌仆，络伤血瘀，气血不通而腹痛 | 气滞为主者，腹胀痛拒按，忧思恼怒则痛剧，矢气嗳气则痛减，苔薄脉弦；血瘀为主者，痛较剧，痛点固定，呈刺痛，舌紫脉涩 | 理气开郁 活血化瘀 | 四逆散 少腹逐瘀汤 | 柴胡、枳实、白芍、甘草。选加香附、延胡索、川楝子、山栀、金钱草、大黄、小茴、荔核。小茴、炮姜、官桂、赤芍、川芎、当归、五灵脂、蒲黄、没药、延胡索。选加香附、桃仁、红花、枳壳 |
| 脾胃虚寒 | 素体阳虚，或久病伤脾阳，运化失职，气血不足以温养而腹痛 | 腹痛绵绵，饥饿疲乏则甚，喜热喜按，时作时止，短气懒言，便溏畏寒，舌淡苔白脉沉细 | 温中补虚 | 小建中汤 | 桂枝、白芍、生姜、大枣、甘草、饴糖。选加人参、干姜、附子、川椒、黄芪。验方：当归 9 克，生姜 15 克，红糖 30 克，水煎服 |

# 泄　泻

| 证型 | | 病因病机 | 主证 | 治法 | 主方 | 药物 |
|---|---|---|---|---|---|---|
| 感受外邪 | 寒湿或风寒 | 寒湿侵入肠胃，阻闭中焦，运化失司而为泄泻。兼风寒外束者可见表证 | 起病急骤，肠鸣泄泻，便稀或如水样，脘闷食少。或见恶寒发热，鼻塞头痛，苔白，脉浮或濡 | 解表散寒 芳香化浊 | 藿香正气散 | 藿香、茯苓、紫苏、白术、白芷、桔梗、半夏、厚朴、大腹皮、陈皮、甘草。可选加荆芥、防风、独活、苍术、车前子、谷芽、麦芽 |
| | 湿热或暑湿 | 外感暑湿，或湿热内蕴，阻遏中焦，运化失司而成 | 泄泻腹痛，大便黄褐臭甚，肛热溲黄，烦热口渴，苔黄腻，脉濡或滑数 | 清热除湿 | 葛根芩连汤 | 葛根、黄芩、黄连、甘草。可加金银花、木通、车前子、苍术、厚朴、香附、荷叶、滑石、山楂、神曲<br>简易方：①香连丸或六一散；②马齿苋或车前草30克，水煎服 |
| 伤食 | | 饮食不节，过食油腻、不洁之物，伤及脾胃，运化失常而泄泻 | 腹痛即泻，泻后痛减，粪臭如败卵，夹有不消化之物，脘痞纳呆，嗳气食臭，苔垢腻，脉滑 | 消食导滞 | 保和丸 | 茯苓、半夏、山楂、神曲、连翘、莱菔子、陈皮。可酌加大黄、枳实、槟榔 |

续表

| 证　型 | 病因病机 | 主　　证 | 治法 | 主方 | 药　　物 |
|---|---|---|---|---|---|
| 肝木乘脾 | 忧思恼怒，情志不遂，肝气横逆，克伐脾土，脾气受伤，运化失常而泄泻 | 每因抑郁恼怒或紧张，即腹痛泄泻，平时胸胀胁闷，嗳气食少，脉弦 | 培土抑木 | 痛泻要方 | 陈皮、防风、白芍、白术。可选加木香、山药、扁豆、延胡索、香附、神曲、鸡内金。成药：越鞠丸，每服9克，每日2次，开水送服 |
| 脾胃虚弱 | 饮食、劳倦、久病等引起脾虚，不能运化水谷，清浊不分，混杂而下 | 大便时溏时泻，水谷不化，稍进油腻则泻甚，面黄肌瘦，食少神倦，舌淡，苔白，脉细弱 | 健脾益气 | 参苓白术散 | 人参、茯苓、白术、甘草、山药、砂仁、扁豆、薏苡仁、桔梗、陈皮、莲子肉。还可加山楂、诃子、灶心土、肉豆蔻、黄芪、葛根、升麻、附子、干姜 |
| 脾肾阳虚 | 久病肾亏，或年老肾衰，命火不足，脾失温煦，不能腐熟水谷而泻 | 黎明之前，腹痛肠鸣，泻后则安，畏寒肢冷，腰酸膝软，舌淡苔白，脉沉细无力 | 温肾健脾 | 四神丸 | 五味子、肉豆蔻、木蝴蝶、吴茱萸。可加党参、黄芪、附子、炮姜、诃子、乌梅、升麻。成药：附子理中丸 |

# 痢　疾

| 证型 | 病因病机 | 主证 | 治法 | 主方 | 药物 |
|---|---|---|---|---|---|
| 湿热痢 | 外感暑湿，或素好肥甘厚味，酿生湿热，气血与之相搏，化为脓血，则成湿热痢 | 腹痛后重，下痢赤白，肛热尿黄，舌红，苔黄腻，脉滑数 | 清热化湿解毒 调气行血导滞 | 芍药汤 | 芍药、肉桂、大黄、黄芩、黄连、木香、甘草、当归、槟榔<br>简易方：①大蒜，蒸熟吃，每次 1 枚，日 3 次。②马齿苋或蒲公英 90 克，捣汁或水煎服 |
| 疫毒痢 | 疫毒之邪侵及肠胃而致 | 发病急暴，痢下鲜紫脓血，腹痛剧烈，里急后重，壮热口渴，头痛烦躁，甚至昏迷痉厥，舌红苔黄，脉滑数 | 解毒清热凉血 | 白头翁汤 | 白头翁、黄连、黄柏、秦皮。可选加石膏、石菖蒲、水牛角、钩藤、石决明、金银花、黄芩、牡丹皮、地榆。汗出肢冷、脉微欲脱者，急用参附汤回阳救逆 |
| 寒湿痢 | 恣食生冷瓜果，损伤脾阳，湿从寒化，气血与寒湿搏于肠中而成 | 痢下赤白，或纯为白冻，腹痛后重，脘闷食少，身重，舌淡苔白腻，脉濡缓 | 温化寒湿 | 胃苓汤 | 苍术、陈皮、厚朴、甘草、肉桂、白术、泽泻、茯苓、猪苓。可加当归、木香、枳实、山楂、炮姜 |
| 虚寒痢 | 脾胃素弱，再感寒湿，或湿热痢过服寒凉，克伐中阳而成 | 久痢不愈，下痢稀薄，带有白冻，腹中隐痛，口淡不渴，食少神疲，畏寒肢冷，舌淡苔薄白，脉细弱 | 温中散寒 健脾除湿 | 理中汤 | 人参、干姜、白术、甘草。宜加附子、肉桂、苍术、蔻仁、茯苓 |

续表

| 证型 | 病因病机 | 主证 | 治法 | 主方 | 药物 |
|---|---|---|---|---|---|
| 休息痢 | 痢疾迁延，正虚邪恋，时痢时止，即成本病 | 痢久迁延，时痢时止，平时倦怠怯冷，发时腹痛后重，下痢脓血或黏冻，舌淡苔腻，脉细 | 温中健脾 清热化湿 调气和营 | 连理汤 | 人参、干姜、白术、甘草、黄连。加当归、赤芍、木香、地榆，发时湿热显者，按湿热痢治<br>简易方：①黄芪、乌梅各6克，水煎服。②大黄、肉桂等份，研粉，每服1.5克，日3次 |

## 便　秘

| 证型 | 病因病机 | 主证 | 治法 | 主方 | 药物 |
|---|---|---|---|---|---|
| 热结 | 素体阳盛，或过食辛热，或热病后余热未尽，肠胃燥热，津液亏耗，大肠失润，以致便燥难解 | 大便干结，心烦尿黄，身热面赤，口干口臭，或有腹痛，舌红，苔黄燥，脉滑数 | 清热润肠通下 | 增液承气汤 | 芒硝、大黄、玄参、麦冬、生地黄。简易方：大黄或番泻叶3克，泡开水喝 |
| 气滞 | 忧思郁结，或久坐少动，气机郁滞，传导不行，糟粕内停，形成便秘 | 便秘，欲便不得，嗳气频作，胁腹痞满，甚至腹中胀痛，苔薄腻，脉弦 | 行气导滞 | 六磨汤 | 沉香、木香、乌药、槟榔、枳实、大黄。郁久化火者加龙胆草、黄芩 |

续表

| 证型 | 病因病机 | 主　　证 | 治法 | 主方 | 药　　物 |
|---|---|---|---|---|---|
| 气虚 | 素体脾虚或劳倦内伤,病后及老年中气亏损,大肠传送无力,而致便秘 | 大便不一定干硬,临厕努挣无力,便后疲惫,平时面白神倦,舌淡,苔白,脉虚 | 益气润肠 | 黄芪汤 | 黄芪、陈皮、火麻仁、白蜜。可选加白术、党参、升麻、柴胡 |
| 血虚 | 素体阴血不足,或产后、病后及老人气血亏损,血虚津少,大肠失润而为便秘 | 便秘难下,面色不华,头晕心悸,舌淡,脉细 | 养血润燥 | 润肠丸 | 枳壳、当归、桃仁、火麻仁、生地黄。可选加玄参、生首乌、知母、玉竹。简易方:黑芝麻炒香研末,早晚各服1匙 |
| 寒秘 | 虚人及老年,阳气不足,温煦无权,阴寒内生,凝滞肠胃,阳气不通,津液不行,引起便秘 | 大便艰涩,腹中冷痛,面白尿清,肢冷喜热,舌淡苔白,脉沉迟 | 温阳通便 | 济川煎 | 肉苁蓉、牛膝、当归、升麻。可加肉桂、附子。成药:半硫丸 |

## 消　渴

| 证型 | | 病因病机 | 主　　证 | 治法 | 主方 | 药　　物 |
|---|---|---|---|---|---|---|
| 上消 | 肺热津伤 | | 烦渴多饮,口干舌燥,尿频量多,食、便如常,舌边尖红,苔薄黄,脉洪数 | 清热生津 | 消渴方 | 黄连、生地黄汁、牛奶、藕汁、天花粉。选加天冬、麦冬、知母、白茅根、生石膏、党参、五味子 |

续表

| 证型 | | 病因病机 | 主证 | 治法 | 主方 | 药物 |
|---|---|---|---|---|---|---|
| 中消 | 胃热炽盛 | 1. 饮食失节：长期过食肥甘、醇酒厚味，致脾胃运化失职，积热内蕴，化燥伤津，发为消渴。<br>2. 情志失调：长期忧郁，精神刺激，气郁化火，火热炽盛，消烁肺胃阴津，发为消渴。<br>3. 肾虚精伤：房事不节，劳伤过度，肾阴亏损，阴虚火旺，上蒸肺胃，发为消渴。三消之证，不外阴虚阳亢、津涸热淫而成。迁延日久，阴损及阳，可致阴阳两虚，甚至阴竭阳亡 | 多食易饥，多饮多尿，消瘦便秘，苔黄燥，脉滑数或细数 | 清胃泻火 养阴保津 | 玉女煎 | 石膏、知母、熟地黄、牛膝、麦冬。选加黄连、栀子、玄参、大黄、芒硝、天花粉、竹茹、人参。验方：猪胰干燥研末为蜜丸，每晨开水送服6克 |
| 下消 | 肾阴亏虚 | | 尿频量多，如脂膏，味甘，烦渴喜饮，舌红，脉细数 | 滋阴固肾 | 六味地黄丸 | 地黄、山药、山茱萸、泽泻、茯苓、牡丹皮。选加五味子、首乌、龙骨、牡蛎、菟丝子、知母、黄柏。验方：玄参、麦冬、生地黄等份，水煎服 |
| 下消 | 阴阳两虚 | | 尿多如膏，饮一溲一，耳轮焦枯，面黑阳痿，舌淡苔白，脉沉细弱 | 温阳滋肾 | 金匮肾气丸 | 附子、肉桂、地黄、山药、山茱萸、泽泻、牡丹皮、茯苓。选加覆盆子、桑葚子、金樱子<br>验方：菟丝子30克水煎，随时服 |

续表

| 证型 | 病因病机 | 主证 | 治法 | 主方 | 药物 |
|---|---|---|---|---|---|
| 兼证治疗 | 1. 雀盲、耳聋:是肝肾精气不足,不能上承耳目所致。治宜滋补肝肾,用杞菊地黄丸(六味地黄丸加枸杞、菊花)或合羊肝丸(羊肝、当归、夜明砂、木贼)。2. 疮疡、痈疽:初起为热毒伤营,治宜解毒凉营,用五味消毒饮(野菊花、紫花地丁、金银花、蒲公英、天葵);久则气营两虚,蕴毒成脓,治宜益气解毒,用黄芪六一汤(黄芪、甘草)加金银花藤。3. 并发肺痨、水肿、中风、厥证者,参考该病证施治 | | | | |

## 郁证

| 证型 | 病因病机 | 主证 | 治法 | 主方 | 药物 |
|---|---|---|---|---|---|
| 肝气郁结 | 情志不遂,肝失条达,气失疏泄,致肝气郁结 | 精神抑郁,胸闷胁痛,腹胀嗳气,不思饮食,苔薄脉弦 | 疏肝理气 | 柴胡疏肝散 | 柴胡、枳壳、白芍、甘草、川芎、香附。选加郁金、青皮、旋覆花、山楂、延胡索。成药:越鞠丸 |
| 气郁化火 | 气郁日久不解而化火 | 急躁易怒,胸胁胀痛,口苦咽干,嘈杂吞酸,头痛目赤耳鸣,便秘,舌红苔黄,脉弦数 | 清肝泻火 | 丹栀逍遥散 | 牡丹皮、栀子、柴胡、赤芍、当归、茯苓、白术、甘草。选加菊花、钩藤、大黄、龙胆草、生地黄 |

续表

| 证型 | 病因病机 | 主证 | 治法 | 主方 | 药物 |
|---|---|---|---|---|---|
| 气滞痰郁 | 肝郁及脾，脾失健运，酿湿生痰，致气滞痰郁，发为梅核气 | 咽中作梗，如有炙脔，吞之不下，咯之不出，胸中窒闷，脘胀胁痛，苔薄白，脉弦滑 | 利气化痰 | 半夏厚朴汤 | 半夏、厚朴、茯苓、紫苏、生姜。选加胆星、石菖蒲、竹茹、桃仁、降香 |
| 忧郁伤神 | 肝郁日久，气血亏耗，心神失养，发为脏躁 | 烦躁恍惚，心神不宁，悲忧欲哭，呵欠频作，舌淡脉细 | 养心安神 | 甘麦大枣汤 | 甘草、小麦、大枣。选加柏子仁、酸枣仁、茯神、合欢、龙齿、珍珠母 |
| 心脾两虚 | 思虑伤心，郁久伤脾，饮食减少，生化无源，气血亏虚，致心脾两虚 | 多思善虑，心悸胆怯，失眠健忘，面白食少，头晕神倦，舌淡脉细弱 | 补益心脾 | 归脾汤 | 白术、黄芪、远志、木香、人参、酸枣仁、甘草、当归、茯神、龙眼肉。选加郁金、合欢 |
| 阴虚火旺 | 郁久化火，耗血伤阴，致阴虚火旺 | 眩晕少寐，心烦易怒，心悸，或遗精腰酸，月经不调，舌红，脉弦细数 | 滋阴清热 | 滋水清肝饮 | 生地黄、山茱萸、茯苓、当归身、山药、牡丹皮、泽泻、白芍、柴胡、山栀、大枣。选加磁石、龟板、益母草 |

# 胁 痛

| 证型 | 病因病机 | 主 证 | 治法 | 主方 | 药 物 |
|---|---|---|---|---|---|
| 肝气郁结 | 情志不遂或暴怒伤肝,肝失条达,气阻脉络而成肝经气滞胁痛 | 胁痛胀走窜,每因情志变化而增减,胸闷不舒,嗳气食少,苔薄脉弦 | 疏肝理气 | 柴胡疏肝散 | 枳壳、白芍、甘草、川芎、香附。选加青皮、白芥子、川楝子、白术、茯苓、牡丹皮、栀子、旋覆花、代赭石<br>验方:①青皮、香附各15克,水煎服。②川楝子、延胡索各10克,水煎服 |
| 瘀血停着 | 气郁日久,或跌仆伤络,血流不畅,瘀血停积,阻滞脉络而为胁痛 | 胁痛如刺,痛处不移,拒按,入夜尤甚,或胁下有痞块,舌紫黯,有瘀点,脉沉涩 | 祛瘀通络 | 复元活血汤 旋覆花汤 | 大黄、红花、柴胡、桃仁、甘草、当归、穿山甲、天花粉。旋覆花、新绛、葱(轻者用)。选加郁金、三棱、莪术、土鳖虫<br>验方:穿山甲研粉,开水送服5克,每日2次 |
| 肝胆湿热 | 外邪入侵,或饮食不调,以致湿热蕴结肝胆,引起胁痛 | 胁痛胸闷,目赤口苦,恶油纳少,尿黄便秘,或目黄身黄,苔黄腻,脉弦数 | 清热利湿 | 龙胆泻肝汤 | 龙胆草、栀子、黄芩、柴胡、车前子、泽泻、木通、生地黄、当归、甘草。选加大黄、川楝子、延胡索、茵陈、黄柏、木香、半夏、郁金、金钱草、夏枯草<br>验方:四川大金钱草90克,水煎服 |

续表

| 证型 | 病因病机 | 主证 | 治法 | 主方 | 药物 |
|---|---|---|---|---|---|
| 肝阴不足 | 久病体虚，或劳伤精血，肝失濡养而成胁痛 | 胁肋隐痛，悠悠不休，烦热口干，头晕目眩，舌红少苔，脉弦细数 | 养阴柔肝 | 一贯煎 | 枸杞、当归、麦冬、生地黄、川楝子、沙参。选加合欢花、玫瑰花、白蒺藜、酸枣仁、丹参、桑葚、女贞子、瓜蒌子、地骨皮、鳖甲、首乌藤 |

## 黄　疸

| 证型 | | 病因病机 | 主证 | 治法 | 主方 | 药物 |
|---|---|---|---|---|---|---|
| 阳黄 | 热重于湿 | 外感湿热，或酒食不节，损伤中阳，湿邪留滞，郁而化热，湿热交蒸于肝胆，肝失疏泄，胆汁不循常道而泛溢，故见黄疸 | 目黄身黄，黄色鲜明如橘子色，身热烦渴，腹胀呕恶，便秘尿黄少，苔黄脉弦数 | 清热利湿 | 茵陈蒿汤 | 茵陈、栀子、大黄。可选板蓝根、败酱草、黄芩、黄连、黄柏、车前子、郁金、柴胡、牡丹皮、竹茹、厚朴、猪苓、茯苓 |
| | 湿重于热 | | 身目俱黄，但不如热重者鲜明，多无发热，或身热不扬，头重身困，口淡不渴，脘痞恶油，食少腹胀便溏，苔腻微黄，脉濡 | 利湿清热 | 茵陈五苓散 | 茵陈、桂枝、白术、泽泻、猪苓、茯苓。可选加苍术、陈皮、厚朴、藿香、蔻仁、半夏、枳实、木香、大腹皮、神曲、板蓝根、郁金 |

**续表**

| 证型 | | 病因病机 | 主证 | 治法 | 主方 | 药物 |
|---|---|---|---|---|---|---|
| 阳黄 | 急黄 | 感受疫疠，湿热夹毒，化火入营，致高热神昏出血而成 | 起病急骤，身目深黄，高热烦渴，胸满腹胀，神昏谵语，衄血便血，身发斑疹，舌红绛，苔黄燥，脉弦滑数 | 清热解毒凉血 | 黄连解毒汤 | 黄芩、栀子、黄连、黄柏。可选加茵陈、板蓝根、生地黄、土茯苓、蒲公英、金银花、连翘、生地黄、牡丹皮、玄参、石菖蒲。神昏者加用安宫牛黄丸或至宝丹 |
| 阴黄 | 寒湿阻遏 | 素体脾胃虚寒，或病后脾阳受伤，湿从寒化，阻滞中焦，胆汁泛溢而为黄疸 | 黄色晦暗，脘闷纳呆，腹胀便溏，神疲畏寒，舌淡苔白腻，脉濡缓 | 温中健脾化湿 | 茵陈术附汤 | 茵陈、白术、附子、干姜、甘草。可选加茯苓、泽泻、川楝子、延胡索、苍术、厚朴、秦艽、地肤子 |
| 阴黄 | 瘀血停积 | 久病不愈，湿邪留恋，气滞血瘀，黄色晦暗，故成瘀血黄疸 | 黄色晦暗，面青黯黑，腹部胀满，或有癥块，胸胁刺痛，有腹水，腹皮青筋怒张，大便黑，舌紫有瘀斑，脉细涩 | 活血化瘀退黄 | 膈下逐瘀汤 | 牡丹皮、赤芍、延胡索、乌药、桃仁、红花、五灵脂、川芎、枳实、当归、香附、甘草。可加茵陈、栀子、鳖甲、车前子 |

# 积　聚

| 证型 | | 病因病机 | 主证 | 治法 | 主方 | 药物 |
|---|---|---|---|---|---|---|
| 聚证 | 肝郁气滞 | 七情郁结，饮食所伤，寒气袭入等因素，互相交错，脏腑失和，气血阻滞，始则为聚，日积月累，聚久成积 | 腹中气聚，攻窜胀痛，常因情绪变化而时聚时散，苔薄脉弦 | 行气消聚 | 木香顺气散 | 木香、青皮、陈皮、枳壳、乌药、砂仁、苍术、川芎、香附、甘草、川厚朴、桂心。可据症状选加消食、清热、利湿、化痰之品 |
| | 食滞痰阻 | | 纳呆便秘，腹胀或痛，腹部时有条状物聚起，按之则胀痛更甚，苔腻脉弦滑 | 导滞化痰 | 六磨汤 | 沉香、木香、槟榔、乌药、枳实、大黄。可加山楂、莱菔子 |
| | 气郁血阻 | | 积块软而不坚，固着不移，胀多于痛，脉实有力 | 行气消积 和血通络 | 大七气汤 | 青皮、陈皮、桔梗、藿香、桂枝、甘草、三棱、莪术、香附、益智仁、生姜、大枣 |
| | 气结血瘀 | | 积块增大，按之硬，痛不移，面黯消瘦，食少体倦，时有寒热，女子闭经，舌青紫，脉弦滑或细涩 | 通瘀行气 攻补兼施 | 膈下逐瘀汤 | 牡丹皮、赤芍、延胡索、乌药、桃仁、红花、五灵脂、川芎、枳壳、当归、香附、甘草。可加川楝子、三棱、莪术、蛴螬、海藻；还可配服大黄䗪虫丸、鳖甲煎丸、六君子汤等 |

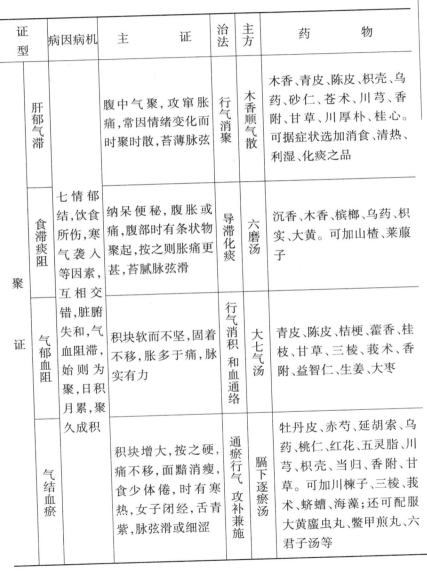

续表

| 证型 | | 病因病机 | 主证 | 治法 | 主方 | 药物 |
|---|---|---|---|---|---|---|
| 积证 | 正虚瘀结 | | 积块坚硬、疼痛加剧，面色萎黄或黧黑，肌肉瘦削，饮食锐减，舌淡紫，苔灰糙或光剥，脉弦细 | 大补气血 活血化瘀 | 八珍汤合化积丸 | 人参、白术、茯苓、甘草、当归、熟地黄、白芍、川芎、三棱、莪术、阿魏、浮海石、香附、雄黄、槟榔、苏木、瓦楞子、五灵脂。注：各型积证均可配合外贴阿魏膏、水红花膏之类 |

## 心　痛

| 证型 | 病因病机 | 主证 | 治法 | 主方 | 药物 |
|---|---|---|---|---|---|
| 寒邪壅盛 | 素体阳虚，或伏案少动，胸阳不展，外寒乘虚侵袭，阴寒凝滞，胸阳痹阻。忧思恼怒，心肝气郁，久则气滞血瘀，又气郁日久化火，灼津为痰，瘀血痰浊均可滞塞经脉，痹阻心阳 | 心胸冷痛彻背，喜温恶寒，喘息咳唾，重者不得卧，苔白腻，脉沉迟或紧 | 辛温通阳 | 瓜蒌薤白白酒汤 乌头赤石脂丸 | 瓜蒌、薤白、白酒。选加干姜、细辛、桂枝。乌头、赤石脂、附子、干姜、蜀椒（阴寒极盛痛剧者用） |
| 痰痹心阳 | | 胸痞闷胀痛彻背，头昏心悸，气短喘促，咳吐痰沫，食少腹胀，舌胖有齿印，苔白滑，脉弦滑、沉迟或濡缓 | 宣痹通阳 豁痰理气 | 瓜蒌薤白半夏汤 | 瓜蒌、薤白、白酒、半夏。选加干姜、陈皮、桂枝、附子、枳实、杏仁、丹参、川芎、红花 |

续表

| 证型 | 病因病机 | 主证 | 治法 | 主方 | 药物 |
|---|---|---|---|---|---|
| 气滞血瘀 | | 胸部刺痛憋闷，固定不移，痛引肩背，入夜尤甚，心悸不宁，舌紫黯，脉沉涩 | 行气活血 化瘀通络 | 血府逐瘀汤 | 牛膝、柴胡、枳实、桔梗、甘草、桃仁、红花、当归、川芎、地黄、白芍。选加丹参、降香、郁金、延胡索<br>验方：三七粉，每服 1 克，每日 3 次 |
| 肝肾阴虚 | 先天不足，或老年久病肾衰，阳虚则不能鼓舞他脏阳气而致胸阳失宣；阴虚则不能滋养他脏之阴而致心脉瘀阻，不通则痛；饮食失节，损伤脾胃，（接下页） | 胸闷心痛，头晕耳鸣，腰酸膝软，口燥咽干，舌红少苔，脉沉细 | 滋养肝肾 | 首乌延寿丹 | 首乌、牛膝、杜仲、菟丝子、女贞子、豨莶草、旱莲草、桑叶、菊花、黑芝麻、桑葚。选加天麻、钩藤、石决明、牡蛎 |
| 气阴两虚 | | 脉结代，心动悸，心胸闷痛，头昏眼花，气短乏力 | 益气养血 调补阴阳 | 炙甘草汤<br>生脉散合失笑散 | 炙甘草、生姜、人参、桂枝、麻仁、大枣、阿胶、麦冬、生地黄。选加丹参、降香、三七、川芎。人参、麦冬、五味子、五灵脂、蒲黄 |
| 心肾阳虚 | 水谷不运，痰湿内生，痰浊上犯心胸而痹阻胸阳 | 心痛，短气，心悸，自汗，形寒肢冷，腹泻便溏，面色苍白，舌淡苔白，脉沉弱或结代 | 温补心肾 | 桂枝人参汤 | 桂枝、人参、干姜、白术、甘草。选加附子、龙骨、牡蛎、当归 |

**续表**

| 证型 | 病因病机 | 主　　证 | 治法 | 主方 | 药　　物 |
|---|---|---|---|---|---|
| 注意 | 1. 痛剧而持续，面白神怯，冷汗淋漓，唇甲青紫，肢冷脉微者，为阳虚欲脱之重证，应急用参附汤合生脉散加龙骨、牡蛎回阳救脱，并应中西医结合抢救。2. 各型有不同程度气滞血瘀，可酌选活血化瘀药，如川芎、丹参、赤芍、桃仁、红花、蒲黄、五灵脂、郁金、降香、姜黄、乳香、没药等。3. 胸痹的主要症状是胸中气塞痞满，及轻度胸痛或心痛彻背。真心痛，为病情极重者，《灵枢》说："手足青至节，心痛甚，旦发夕死，夕发旦死。"心痛反复发作、经久不愈者为真心痛 | | | | |

## 心　　悸

| 证型 | 病因病机 | 主　　证 | 治法 | 主方 | 药　　物 |
|---|---|---|---|---|---|
| 心神不宁 | 心胆素怯之人，突受惊吓，心惊神摇，心气散乱，心无所倚，神无所归，心神不宁而稍惊即悸 | 心悸，善惊易恐，坐卧不安，饮食少思，多梦易醒，舌苔如常，脉小数 | 镇惊安神　补心养血 | 磁朱丸　平补镇心丹 | 磁石、朱砂。酸枣仁、五味子、天冬、麦冬、熟地黄、远志、人参、山药、肉桂、龙齿、朱砂、茯神、茯苓、车前子 |
| 心血不足 | 失血过多，或病后气血未复，或思虑劳倦，阴血亏损，心血失养，不能藏神，心神不宁而成悸怔 | 心悸头晕，面色少华，唇甲苍白，倦怠乏力，舌淡脉细弱 | 益气补血　养心安神 | 归脾汤 | 白术、黄芪、远志、木香、人参、酸枣仁、甘草、当归、茯神、龙眼肉。选加龙骨、牡蛎、桂枝、麦冬、合欢、夜交藤。验方：陈白蜡 2 克，蒸鸡蛋 1 个，早晚各服一次 |

**续表**

| 证型 | 病因病机 | 主证 | 治法 | 主方 | 药物 |
|---|---|---|---|---|---|
| 阴虚火旺 | 房劳过度，肾阴素亏，水不济火，虚火妄动，上扰心神而致心悸 | 心悸不宁，少寐多梦，烦热眩晕，耳鸣颧红，舌红脉细数 | 滋阴清火 养心安神 | 天王补心丹 朱砂安神丸 | 生地黄、人参、玄参、丹参、天冬、麦冬、当归、五味子、茯神、桔梗、远志、酸枣仁、柏子仁、朱砂、灯芯、川连、生地黄、当归、甘草、辰砂 |
| 阴阳两虚 | 素体虚弱，或久病气血虚亏，气虚则阳弱，血亏则阴不足，心失所养，心阳不振，渐至心阴心阳俱虚而动悸 | 心动悸，虚羸少气，舌光少苔，或干而萎，脉结或代 | 调补阴阳 | 炙甘草汤 | 炙甘草、生姜、人参、桂枝、麻仁、大枣、阿胶、麦冬、地黄 |
| 痰火扰心 | 素有痰热，或脾湿生痰，郁久化热，复因郁怒伤肝，肝火上冲，痰火扰心而悸 | 心悸不寐，胸闷痰多，头晕烦热，口干苦，苔黄腻，脉滑数 | 清火豁痰 宁心安神 | 温胆汤 | 陈皮、半夏、茯苓、枳实、桔梗、甘草、竹茹。选加黄芩、黄连、山栀、胆星、朱砂、酸枣仁、生地黄、麦冬 |
| 心血瘀阻 | 痹证日久，邪客于心，气滞血瘀，心络挛急而悸 | 心悸怔忡，胸闷气短，心痛阵作，舌紫，脉涩或结代 | 活血化瘀 | 血府逐瘀汤 | 牛膝、柴胡、枳实、桔梗、甘草、桃仁、红花、当归、生地黄、赤芍、川芎。验方：丹参 24 克，水煎服，每日 3 次 |

续表

| 证型 | 病因病机 | 主证 | 治法 | 主方 | 药物 |
|---|---|---|---|---|---|
| 心阳不振 | 心阳不足,因虚而悸,或心阳衰微,饮邪上逆,水乘火位,心不自安而心悸 | 心悸头晕,气短神疲,胸脘痞闷,畏寒肢冷,或小便不利,渴不欲饮,舌淡苔白,脉沉缓 | 通阳行水 | 苓桂术甘汤合真武汤 | 茯苓、桂枝、白术、甘草、白芍、生姜、附子。验方:桂枝 30 克,炙甘草 15 克,水煎服,每日 3 次 |

## 眩　晕

| 证型 | 病因病机 | 主证 | 治法 | 主方 | 药物 |
|---|---|---|---|---|---|
| 肝阳上亢 | 肝阳素亢,或郁怒伤肝,或肾水不足,水不涵木,致肝阴不足,肝阳上亢,上扰清空,发为眩晕 | 眩晕头痛,每因情志不舒而加重,烦躁易怒,失眠多梦,口苦面赤,舌红苔黄,脉弦 | 平肝潜阳 | 天麻钩藤饮 | 天麻、钩藤、山栀、黄芩、石决明、夜交藤、茯神、桑寄生、杜仲、益母草、牛膝。选加牡丹皮、龙胆草,生地黄、女贞子、龟板、牡蛎<br>验方:①白菊花适量泡开水代茶饮。②牛黄上清丸,每日 1 丸,温开水送下 |

**续表**

| 证型 | 病因病机 | 主　　证 | 治法 | 主方 | 药　　　　物 |
|---|---|---|---|---|---|
| 气血亏虚 | 久病或失血，或脾虚气血生化乏源，致气血两虚，气虚清阳不展，血虚脑失所养，皆可发为眩晕 | 眩晕，劳累加剧，面白神倦，食少懒言，心悸失眠，唇甲淡白，舌淡脉虚 | 益气养血 | 归脾汤 | 白术、黄芪、远志、木香、人参、酸枣仁、甘草、当归、茯神、龙眼肉。选加阿胶、首乌、合欢、龙骨<br>验方：①黄芪 30 克，当归 15 克，水煎服。②归脾丸或补中益气丸，开水送下 |
| 肾精不足 | 先天不足，或房劳、老年肾亏，肾精耗损，髓海不足，上下俱虚，发为眩晕 | 眩晕耳鸣，神靡健忘，遗精腰酸，偏阳虚者四肢不温，舌淡脉沉细；偏阴虚者五心烦热，舌红脉弦细 | 滋补肾阴　温补肾阳 | 左归饮　右归饮 | 山药、山茱萸、熟地黄、枸杞、甘草、茯苓。山药、山茱萸、附子、肉桂、杜仲、枸杞、甘草、熟地黄。均可选加生龙骨、生牡蛎、磁石<br>验方：黑大豆、枸杞各 12 克，水煎常服 |
| 痰浊中阻 | 饮食失节，脾失健运，聚湿生痰，痰浊中阻，清阳不升，浊阴不降，发为眩晕；或痰郁化火，痰火上攻，蒙蔽清阳，发为眩晕 | 眩晕，头重如蒙，胸闷恶心，少食多寐，苔白腻、脉濡滑；化火者兼见头目胀痛，口苦，苔黄腻 | 化湿祛痰　清火化痰 | 半夏白术天麻汤　温胆汤 | 半夏、白术、天麻、茯苓、陈皮、生姜、大枣、甘草。选加白芷、僵蚕、蝉蜕、天南星、白附子。陈皮、半夏、茯苓、枳实、竹茹、甘草。加黄连、黄芩<br>验方：泽泻 30 克，白术 12 克，水煎服 |

# 耳鸣、耳聋

| 证型 | | 病因病机 | 主证 | 治法 | 主方 | 药物 |
|---|---|---|---|---|---|---|
| 实证 | 肝胆火盛 | 情志不遂，肝郁化火，或暴怒伤肝，肝胆火盛，上蒙清窍，发为本病 | 突发耳鸣或耳聋，心烦易怒，怒则加重，耳肿耳痛，头痛面赤，口苦咽干，少寐，尿赤便秘，舌红苔黄，脉弦数 | 清肝泻火 | 龙胆泻肝汤 | 龙胆草、栀子、黄芩、柴胡、车前子、泽泻、木通、生地黄、当归、甘草。选加大黄、芍药、川芎、薄荷、黄连 |
| | 痰火郁结 | 过食肥甘醇酒，酿生痰湿，郁久化火，痰火上升，壅阻清窍，而致本病 | 两耳蝉鸣，有时闭塞如聋，胸闷痰多，口苦，二便不畅，苔薄黄而腻，脉弦滑 | 清火化痰 | 加味二陈汤 滚痰丸 | 半夏、陈皮、茯苓、甘草、黄芩、黄连。青礞石、沉香、大黄、黄芩 |
| 虚证 | 肾阴虚 | 病后精血衰少，或恣情纵欲，肾精亏耗，髓海空虚，发为本病 | 耳鸣或耳聋，头晕目眩，腰酸遗精，咽干潮热，尿短赤，舌红苔少，脉细数 | 养阴潜阳 | 耳聋左慈丸 大补阴丸 | 地黄、山药、山茱萸、牡丹皮、泽泻、茯苓、五味子、磁石。黄柏、知母、猪脊髓、熟地黄、龟板 |
| | 肾阳虚 | 房事不节，肾精亏损，命门火衰，肾气不能通于耳，发为本病 | 耳鸣或耳聋，畏寒肢冷，面白乏力，腰痛阳痿，尿清长，舌淡脉虚 | 温肾壮阳 | 补骨脂丸 | 磁石、熟地黄、当归、川芎、肉桂、菟丝子、补骨脂、川椒、白蒺藜、胡芦巴、杜仲、白芷、石菖蒲 |

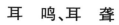

| 证型 | | 病因病机 | 主证 | 治法 | 主方 | 药物 |
|---|---|---|---|---|---|---|
| 虚证 | 脾肾阳虚 | 房劳过度，或久病体虚，真阳不足，不能运脾土；或思虑劳倦，伤及脾肾，水湿停聚中焦，上逆闭阻清道，发为本病 | 耳鸣或耳聋，食少口不渴，倦怠腰痛，脘胀有水声，尿清便溏，苔白滑，脉濡弱 | 温阳除湿 | 苓桂术甘汤 茯苓饮 | 茯苓、桂枝、白术、甘草。酌加人参、陈皮、半夏、茯苓、生姜、白术、人参、枳实 |

## 失　眠

| 证型 | 病因病机 | 主证 | 治法 | 主方 | 药物 |
|---|---|---|---|---|---|
| 心脾血虚 | 失血不复，及女子产后，或久病和老年气血亏虚，或思虑劳倦伤及心脾，阴血暗耗，血虚不能上奉于心，使心神不安，夜寐不宁 | 多梦易醒，甚至彻夜难眠，面色无华，心悸健忘，食少困倦，舌淡苔薄，脉细弱 | 补益心脾 | 归脾汤 | 白术、黄芪、远志、木香、人参、酸枣仁、甘草、当归、茯神、龙眼肉。选加柏子仁、夜交藤、麦冬<br>成药：补心丹，睡前开水送服10克 |
| 阴虚火旺 | 素体阴虚，或久病精亏血少，肾阴不足，水不制火，心火独亢，神志不宁而失眠 | 失眠，头痛耳鸣，五心烦热，心悸健忘，腰酸梦遗，口干，舌红，脉细数 | 滋阴清火 | 黄连阿胶汤 大补阴丸 | 黄连、阿胶、黄芩、白芍、鸡子黄。黄柏、知母、猪脊髓、熟地黄、龟板<br>成药：朱砂安神丸，每服9克，开水送下，每日2次 |

续表

| 证型 | 病因病机 | 主　证 | 治法 | 主方 | 药　物 |
|---|---|---|---|---|---|
| 心虚胆怯 | 心胆素虚，或暴受惊骇，心神扰乱，情绪紧张，善惊易恐而失眠 | 失眠心悸，多梦易惊醒，心中惕惕，恐人将捕之，舌淡，脉弦细 | 养心安神镇惊 | 安神定志丸　酸枣仁汤 | 茯苓、茯神、人参、远志、石菖蒲、龙齿、朱砂。酸枣仁、知母、川芎、茯苓、甘草。选加生龙骨、牡蛎<br>验方：生龙齿 15 克，朱砂 5 克，共研粉，分 3 次开水冲服 |
| 胃中不和 | 饮食失节，脾胃受伤，宿食停滞，胃不和而卧不安 | 失眠，脘闷嗳气，腹中胀满，大便不爽，苔腻脉滑 | 消滞和中 | 半夏秫米汤　保和丸 | 茯苓、半夏、山楂、神曲、连翘、莱菔子、陈皮。半夏、秫米 |
| 痰热扰心 | 饮食失节，脾胃受伤，中州不运，生湿酿痰，郁而化热，痰热扰心，心神不宁而失眠 | 失眠，烦躁易惊，呕恶胸闷，口苦目眩，苔黄腻，脉滑数 | 清热化痰 | 温胆汤 | 半夏、陈皮、茯苓、枳实、甘草、竹茹。选加黄连、山栀 |

## 多寐、健忘

| 证型 | | 病因病机 | 主　证 | 治法 | 主方 | 药　物 |
|---|---|---|---|---|---|---|
| 多寐 | 湿痰 | 雨季受湿，或酒食伤脾，痰湿内生，阻滞中焦，清阳不升而多寐 | 胸闷腹胀，纳少便溏，怠惰嗜卧，面黄身重，咳嗽痰滑，苔白腻，脉濡缓 | 燥湿健脾 | 平胃散 | 苍术、陈皮、厚朴、甘草。选加藿香、佩兰、薏苡仁、半夏、天南星 |

**续表**

| 证型 | | 病因病机 | 主证 | 治法 | 主方 | 药物 |
|---|---|---|---|---|---|---|
| 多寐 | 脾弱 | 素体脾虚，或饮食失节，损伤脾胃，中气不足，脾运迟滞，阳气衰弱而多寐 | 食后困倦多寐，面萎乏力，食少便溏，脉细弱 | 益气健脾 | 六君子汤 | 陈皮、半夏、人参、茯苓、白术、甘草。选加山楂、神曲、麦芽 |
| 多寐 | 阳虚 | 大病后或老人体弱气虚，阴盛阳衰而多寐 | 多寐身惰，畏寒肢冷，自汗不渴，食少，或呕恶腹痛，舌淡苔白，脉沉细弱 | 温阳益气 | 理中汤 补中益气汤 | 人参、干姜、白术、甘草。人参、黄芪、白术、甘草、升麻、柴胡、陈皮、当归 |
| 健忘 | 心脾不足 | 思虑过度，损伤心脾，阴血暗耗，致神舍不清，遇事多忘 | 健忘失眠，头晕心悸，食少便溏，面白神疲，舌淡脉细弱 | 补养心脾 | 归脾汤 | 白术、黄芪、远志、木香、人参、酸枣仁、甘草、当归、茯神、龙眼肉 |
| 健忘 | 肾精亏损 | 房事不节，精亏髓减，脑失所养而致健忘 | 健忘失眠，头晕耳鸣，腰酸滑精，阴虚者舌红脉细数，阳虚者舌淡脉细弱 | 滋肾安神 | 六味地黄丸 | 熟地黄、山药、山茱萸、泽泻、茯苓、牡丹皮。选加五味子、酸枣仁、远志、石菖蒲、枸杞、菟丝子、巴戟、紫河车、鹿角胶 |

续表

| 证型 | | 病因病机 | 主证 | 治法 | 主方 | 药物 |
|---|---|---|---|---|---|---|
| 健忘 | 精血亏耗 | 素禀不足，或大病之后，气血虚弱，肝肾亏损，髓海不满，脑失所养，记忆无所依凭，故而健忘 | 健忘头晕，面黄肌瘦，倦怠心悸，遇事畏烦，多梦遗精，舌淡脉虚 | 益气养血 温补肝肾 | 十补丸 | 人参、黄芪、当归、白芍、熟地黄、茯苓、白术、山药、山茱萸、续断、杜仲、酸枣仁、远志、龙骨、牡蛎、五味子、金樱子 |

## 头　痛

| 证型 | | 病因病机 | 主证 | 治法 | 主方 | 药物 |
|---|---|---|---|---|---|---|
| 外感 | 风寒 | 起居不慎，坐卧当风，外感风寒之邪，寒凝血滞，阻于脉络而头痛 | 头痛连项背，恶风畏寒，喜裹头，口不渴，苔薄白，脉浮紧 | 疏风散寒 | 川芎茶调散 | 川芎、荆芥、防风、细辛、白芷、薄荷、羌活、甘草。选加制川乌、僵蚕、山楂、苍术、藁本、蔓荆子、葛根、柴胡、吴茱萸、桂枝 |
| | 风热 | 外感风热，火热上炎，侵扰清空，气血逆乱而头痛 | 头中烘热胀痛，甚则头痛如裂，烦热口干，尿黄，苔黄脉浮数 | 疏风清热 | 桑菊饮 芎芷石膏汤 | 桑叶、菊花、芦根、甘草、连翘、桔梗、杏仁、薄荷。川芎、白芷、石膏、菊花、羌活、藁本。选加黄芩、山栀、石斛、天花粉、大黄、芒硝 |

**续表**

| 证型 | | 病因病机 | 主证 | 治法 | 主方 | 药物 |
|---|---|---|---|---|---|---|
| 外感 | 风湿 | 久居湿地，或冒风雨，外感风湿，蒙蔽清窍，清阳不升而头痛 | 头痛如裹，昏胀沉重，肢体困重，胸闷纳呆，小溲不利，便溏，苔白腻，脉濡 | 祛风胜湿 | 羌活胜湿汤 | 羌活、独活、川芎、蔓荆子、藁本、防风、甘草。选加苍术、厚朴、枳壳、陈皮、半夏 |
| 内伤 | 肝阳上亢 | 忧思恼怒，肝失疏泄，肝阳偏亢；或肝肾阴亏，水不涵木，肝阳上亢，上扰清空而头痛 | 头痛，巅顶或两侧较剧，目眩怕光，易怒难眠，心烦口苦，舌红苔黄，脉弦 | 平肝潜阳 | 天麻钩藤饮 | 天麻、钩藤、栀子、黄芩、石决明、夜交藤、茯神、桑寄生、杜仲、益母草、牛膝。选加生地黄、首乌、杞子、女贞子、龙胆草、夏枯草、珍珠母、羚羊角 |
| | 肾虚 | 禀赋不足，或劳欲久病伤肾，肾精不足，脑髓空虚；或肾阳衰微，清阳不展而头痛 | 阳虚者头痛畏寒，面白肢冷、舌淡脉沉弱；阴虚者头脑空痛，眩晕耳鸣，腰膝无力，遗精带下，舌红少苔，脉沉细 | 温补肾阳 养阴补肾 | 右归丸 大补元煎 | 山药、山茱萸、附子、肉桂、杜仲、枸杞、菟丝子、鹿角胶、当归、熟地黄。选加天麻、人参。甘草、熟地黄、枸杞、杜仲、当归、人参、山药、山茱萸 |
| | 气血虚 | 脾胃不足、气血生化乏源，或病后、产后损及气血，气虚血少，不能上荣于脑，而致头痛 | 头晕痛，劳则加剧，食少神倦，面白心悸，舌淡苔薄白，脉沉细弱 | 益气养血 | 八珍汤 | 人参、茯苓、白术、甘草、当归、熟地黄、川芎、白芍。选加首乌、枸杞子、菊花、蔓荆子、酸枣仁、龙眼、远志、黄芪、钩藤、石决明、牡蛎、女贞子 |

续表

| 证型 | | 病因病机 | 主证 | 治法 | 主方 | 药物 |
|---|---|---|---|---|---|---|
| 内伤 | 痰浊 | 过食肥甘，脾失健运，痰湿内生，上扰清空，阻遏清阳而头痛 | 头痛昏蒙，胸膈满闷，呕吐痰涎，苔白腻，脉濡滑 | 运脾化痰 | 半夏白术天麻汤 | 半夏、白术、天麻、茯苓、大枣、生姜、陈皮、甘草。选加厚朴、白蒺藜、蔓荆子、黄芩、竹茹、枳实、天南星、僵蚕。验方：半夏、生姜各15克，水煎服 |
| | 瘀血 | 外伤跌仆，或久病入络，气滞血瘀，不通则痛 | 头痛久不愈，痛如锥刺有定处，日轻夜重，或有外伤史，舌紫脉细涩 | 活血化瘀 | 通窍活血汤 | 桃仁、红花、赤芍、川芎、红枣、鲜姜、麝香、老葱。选加当归、地黄、黄芪、全蝎、蜈蚣、水蛭、地龙、细辛。验方：红花12克酒煮，每服4克，每日3次 |

## 痫证

| 证型 | | 病因病机 | 主证 | 治法 | 主方 | 药物 |
|---|---|---|---|---|---|---|
| 发作期 | 肝风痰浊 | 惊恐伤及肝肾，水不济火，灼津为痰；或饮食伤脾，脾失健运，痰浊内生，再遇情志郁结或劳累，触动积痰， | 发前常眩晕，胸闷乏力。发则突然昏仆，牙关紧闭，两目上视，四肢抽搐，口吐涎沫，或有叫声，甚至二便失禁。不久渐醒，症状消失，除感头晕乏力外，一如常人，且对发作一无所知。也有仅见短暂昏迷，无抽搐的发作。苔白腻，脉弦滑 | 豁痰宣窍 息风定痫 | 定痫丸 | 天麻、川贝母、胆星、半夏、陈皮、茯苓、茯神、丹参、麦冬、石菖蒲、远志、全蝎、僵蚕、琥珀、辰砂、竹沥、姜汁、甘草。发时用汤剂，发后用丸药。<br>验方：郁金、白矾等份为蜜丸，每服6克，每日2次 |

**续表**

| 证型 | | 病因病机 | 主　证 | 治法 | 主方 | 药　物 |
|---|---|---|---|---|---|---|
| 发作期 | 肝火痰热 | 致气逆或肝风夹痰上蒙心窍，发为本病。先天因素而致发病者，多见于儿童时期 | 发作情况同上，平时情绪急躁，心烦失眠、口苦而干，便秘，舌红苔黄，脉弦数 | 清肝泻火 化痰开窍 | 龙胆泻肝汤合涤痰汤加减 | 龙胆草、黄芩、栀子、木通、半夏、橘红、胆星、石菖蒲。选加大黄、芒硝、沙参、知母。验方：地龙为末，每服6克，每日2次，温开水送下 |
| 间歇期 | 肝肾阴虚 | 因痰有聚散，痰随气动，火随气升，气通则病已，气升则病作，故本病作止不定，有间歇期 | 烦躁少寐，头晕健忘，腰酸，便燥，舌红，脉细数 | 滋补肝肾 潜阳安神 | 大补元煎 | 人参、熟地黄、山药、山茱萸、杜仲、当归、枸杞子、甘草。选加牡蛎、鳖甲、栀子、竹叶、夜交藤<br>验方：胎盘1个，朱砂6克，共为末，每服6克，每日2次 |
| | 脾胃虚弱 | | 食少神疲，面白消瘦，脘闷呕恶，便溏，舌淡，脉细弱 | 健脾祛痰 | 六君子汤 | 陈皮、半夏、党参、茯苓、白术、甘草。选加薏苡仁、扁豆、神曲、麦芽、竹茹、枳壳、胆星、白附子 |

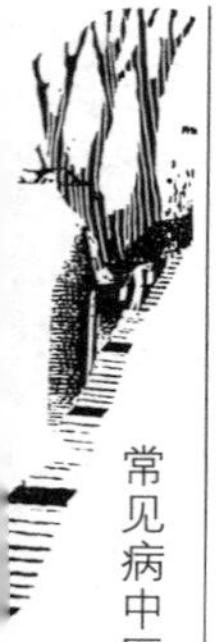



# 厥　证

| 证型 | | 病因病机 | 主　证 | 治法 | 主方 | 药　物 |
|---|---|---|---|---|---|---|
| 气厥 | 实证 | 情志过极，气机逆乱，上蒙窍隧，发为气厥 | 突然昏仆，不省人事，口噤握拳，呼吸气粗，四肢厥冷，苔薄白，脉伏或沉弦 | 顺气开郁 | 五磨饮子 | 乌药、沉香、槟榔、枳实、木香。选加藿香、钩藤、远志、贝母。本病常因精神刺激而反复发作，平时可服逍遥散调理以预防 |
| 气厥 | 虚证 | 元气素弱，复加劳累、悲恐，阳气消乏，气虚下陷，清阳不升，突然昏厥 | 眩晕昏仆，面色苍白，汗出肢冷，气息微弱，舌淡，脉沉微 | 补气回阳 | 四味回阳饮 | 人参、炮姜、附子、甘草。选加黄芪、白术、龙骨、牡蛎、半夏、陈皮、酸枣仁。本病常因劳累惊恐而反复发作，平时可服香砂六君子丸调理以预防 |
| 血厥 | 实证 | 肝阳素旺，又逢暴怒，血随气逆，气血上壅，清窍不利，昏仆无知 | 突然昏仆，不省人事，牙关紧闭，面赤唇紫，舌红，脉多沉弦 | 活血顺气 | 通瘀煎 | 当归、山楂、香附、红花、乌药、青皮、木香、泽泻。选加龙胆草、菊花、生地黄、石决明、枸杞子 |
| 血厥 | 虚证 | 失血过多，气随血脱而昏厥 | 突然昏厥，面白息微，口张唇淡，肢颤冷汗，舌淡脉微 | 益气养血 | 人参养营汤 | 人参、陈皮、黄芪、桂心、当归、白术、白芍、熟地黄、茯苓、五味子、远志、甘草、生姜、大枣 |

续表

| 证型 | 病因病机 | 主证 | 治法 | 主方 | 药物 |
|---|---|---|---|---|---|
| 痰厥 | 形盛气弱之人，过食肥甘，脾失健运，聚湿生痰，复因恼怒气逆，痰随气升，上蒙清窍，眩仆而厥 | 突然昏厥，喉有痰声，或吐涎息粗，苔白腻，脉沉滑 | 行气导痰 | 导痰汤 | 半夏、陈皮、茯苓、甘草、枳实、天南星。选加礞石、石菖蒲、天竺黄、苏子、竹茹、苍术、黄芩、瓜蒌子 |
| 暑厥 | 外受暑热，热郁气逆，闭塞清窍，卒然发厥 | 感受暑邪，突然昏仆，面白肤冷汗出，舌红脉细数或身热面赤，脉虚弦而数 | 清热解暑 | 竹叶石膏汤 | 石膏、竹叶、甘草、粳米、人参、半夏、麦冬；上方去半夏，加鲜佩兰、甘露消毒丹；选加黄芪、黄芩，并先急服牛黄清心丸1粒开窍 |
| 鉴别 | 厥证昏仆时面白肢冷，无口眼歪斜、手足偏废等症，可与中风鉴别；无四肢抽搐、吐沫号叫等症，可与痫证区别；其与昏迷的区别是：昏迷多由其他病证引起，且昏迷时间较长，短时间不易苏醒，病情较重，醒后常有原发病证存在 | | | | |

## 汗证

| 证型 | | 病因病机 | 主证 | 治法 | 主方 | 药物 |
|---|---|---|---|---|---|---|
| 自汗 | 营卫不和 | 表虚之人微受风袭，营卫失和，腠理不密而自汗出 | 表虚之人冒风，自汗恶风，周身酸楚，时寒时热，苔薄白，脉缓 | 调和营卫 | 桂枝汤 | 桂枝、白芍、生姜、大枣、甘草。选加黄芪、防风、白术、龙骨、牡蛎 |

续表

| 证型 | | 病因病机 | 主证 | 治法 | 主方 | 药物 |
|---|---|---|---|---|---|---|
| 自汗 | 肺气不足 | 久病体虚,伤及肺气,致皮毛不固而汗出畏寒 | 不耐风寒,极易感冒,常无故自汗,动则益甚,面白畏寒,苔薄白,脉细弱 | 益气固表 | 玉屏风散 | 黄芪、白术、防风。选加麻黄根、浮小麦、糯稻根、煅牡蛎、人参、大枣、甘草 |
| 盗汗 | 心血不足 | 思虑劳倦,心血过耗,心失所养,神气浮越,心液不藏而盗汗 | 睡则汗出,醒则汗止,心悸少寐,气短神疲,面色不华,舌淡脉虚 | 养心补血敛汗 | 归脾汤 | 白术、黄芪、远志、木香、人参、酸枣仁、甘草、当归、茯神、龙眼肉。选加龙骨、牡蛎、五味子、浮小麦 |
| | 阴虚火旺 | 亡血失精,阴血亏损,虚火内炽,迫液外泄而盗汗 | 潮热盗汗,虚烦少寐,五心烦热,消瘦梦遗,月经不调,舌红少苔,脉弦细 | 滋阴降火 | 当归六黄汤 | 当归、生地黄、熟地黄、黄柏、黄芩、黄芪、黄连。选加白芍、地骨皮、牡蛎、鳖甲、牡丹皮、山茱萸、麦冬 |
| 脱汗 | | 急病重病久病,阳气过耗,不能敛阴,汗液大泄,气随汗脱 | 急病或重病人,忽大汗不止或汗出如油,声短息微,神疲肢厥,舌卷少津,脉微欲绝或散大无力 | 益气回阳固脱 | 参附汤 | 人参、附子。选加黄芪、煅龙骨、煅牡蛎、五味子、麦冬,出汗甚者再加用止汗红粉外扑之:麻黄根、煅龙骨、煅牡蛎、赤石脂为细末,绢包 |

续表

| 证型 | 病因病机 | 主　　证 | 治法 | 主方 | 药　　物 |
|---|---|---|---|---|---|
| 战汗 | 急性热病中，正邪交争，先战栗而后汗出，邪随汗解。若汗出过多，神衰肢厥，则又属脱汗 | 急性热病中，发热口渴，躁扰不宁，突然全身恶寒战栗，而后汗出，苔薄黄，脉浮数 | 扶正祛邪 | | 顺利者可不处理。战而不汗者饮烫米汤或开水，覆被助发汗；正虚无汗者，服党参、生姜煎汤扶正助汗 |
| 黄汗 | 湿热蕴积，熏蒸肝胆，胆汁随汗外渍，发为黄汗 | 汗出染衣色黄如柏汁，口黏苦或渴不欲饮，胁痛纳呆，浮肿尿少，发热烦躁，苔黄腻，脉弦滑 | 清热利湿 | 茵陈五苓散　芪陈汤 | 茵陈、桂枝、白术、泽泻、茯苓、猪苓。黄芪、茵陈、豆豉、生姜、白芍、麦冬、石膏、甘草 |

## 脚　　气

| 证型 | 病因病机 | 主　　证 | 治法 | 主方 | 药　　物 |
|---|---|---|---|---|---|
| 湿脚气 | 1. 久居卑湿之地，或冒雨涉水，或长夏感湿，湿邪侵入皮肉经脉，湿性就下，日久而成；若其人素体阴虚内热， | 足胫肿大重着，软弱无力麻木，行动不便，形寒胫冷，或头痛恶寒发热，苔白腻，脉濡缓 | 逐湿通络散寒 | 鸡鸣散 | 槟榔、陈皮、木瓜、吴茱萸、紫苏、桔梗、生姜。选加桂枝、附片、羌活、苍术、防风、防己、厚朴、独活<br>验方：红饭豆30克，桑白皮10克，紫苏梗10克，水煎服 |

续表

| 证型 | | 病因病机 | 主证 | 治法 | 主方 | 药物 |
|---|---|---|---|---|---|---|
| 干脚气 | 阳虚寒盛 | 复感风湿邪毒，湿从燥化，则两腿不肿反见消瘦，而成干脚气<br>2. 过食肥甘，酿生湿热，流注下焦，或长期进食精米白面，脾虚生湿，下注两足而发<br>3. 水土不和，受湿伤脾而发<br>4. 肾虚或血虚，正气不足，致湿热下注或虚热内炽下注而成 | 两足不肿，脚胫日渐枯瘦，皮肤枯燥，掣痛，便秘尿赤，舌红少苔，脉弦数 | 清热活络 养血润燥 | 芍药甘草汤合脚气方 | 甘草、芍药、大黄、火麻仁。选加牛膝、桑枝、地龙、金银花藤、生地黄、知母、牡丹皮、地骨皮<br>验方：白矾、地浆水（澄清之黄泥水），煎洗 |
| 脚气冲心 | 浊湿冲心 | | 两足不肿不热而疼痛，麻木冷强，饮食减少，少腹不仁，舌淡白，脉沉细 | 温经散寒降逆 | 吴茱萸汤 | 木瓜、槟榔、吴茱萸。选加川乌、当归、小茴、半夏、陈皮、川椒、肉桂<br>验方：乌头 15 克，蜂蜜 60 克，煎熟分服 |
| | 热毒冲心 | | 心胸筑筑悸动，呼吸急促，呕吐不能食，面晦口和，舌胖嫩，脉沉细，甚至神志恍惚，语言错乱，鼻翕唇紫 | 通阳祛湿 降逆散寒 | 术附汤合吴茱萸汤 | 白术、附子、吴茱萸、木瓜、槟榔<br>验方：槟榔 15 克，吴茱萸 3 克，水煎服，每日 3 次 |
| | | | 症同上，但以舌红干焦、口渴烦躁、脉细数为其特点 | 解毒开窍 清热凉血 | 犀角散 | 犀角（以水牛角代替，后同）、麦冬、枳壳、紫苏、防风、沉香、木香、茯苓、槟榔。选用牛黄清心丸、紫雪丹 |
| 食疗 | | 可作为辅助疗法和预防：1. 花生米、赤豆、红枣共煮食。2. 黄豆、赤豆、米糠、麸皮、大枣煮汤饮服 | | | | |

# 痿　证

| 证型 | 病因病机 | 主　证 | 治法 | 主方 | 药　物 |
|---|---|---|---|---|---|
| 肺热伤津 | 温病高热,或病后低热不解,肺热津伤,筋脉失养而痿 | 病起发热,或热退后突然肢体痿弱不用,口渴心烦,喉痒干咳,尿黄便干,舌红苔黄,脉细数 | 清热生津 | 清燥救肺汤 | 甘草、麦冬、麻仁、桑叶、石膏、人参、杏仁、枇杷叶、阿胶。选加生地黄、玉竹、沙参、山药、白茅根<br>验方:百合 30 克,生地黄 12 克,水煎服 |
| 湿热浸淫 | 外感湿邪,或脾虚生湿,郁久化热,湿热浸淫筋脉,气血运行受阻,筋脉肌肉弛纵而痿 | 肢体困重,痿软无力,或有微肿,下肢多见,胸脘痞闷,尿赤涩热痛,苔黄腻,脉濡数 | 清热除湿 | 二妙散 | 苍术、黄柏。选加牛膝、防己、萆薢、黄芩、泽泻、知母、薏苡仁、麦冬、苦参<br>验方:红饭豆芽 60 克,当归 6 克,米泔汁煮服 |
| 肝肾亏虚 | 久病、房劳等伤正,肾精肝血亏损,筋脉失养而手足痿弱不用 | 病起较缓,下肢痿软无力,腰脊酸软,耳鸣,眩晕,遗精遗尿,或月经不调,舌红少苔,脉细数 | 滋阴清热 补益肝肾 | 虎潜丸 | 陈皮、黄柏、知母、牛膝、熟地黄、龟板、白芍、锁阳、当归、虎骨。选加人参、山药、玄参、猪脊髓、菟丝子 |
| 湿痰留滞 | 素体痰盛,或过食肥甘,酿湿生痰,痰湿客于经脉,腰膝麻痹,四肢痿弱不用 | 下肢痿弱无力,麻木不仁或厥冷重着,苔白腻,脉沉滑 | 祛痰运脾 | 二陈汤 | 半夏、陈皮、茯苓、甘草。选加薏苡仁、苍术、防己、木通、白芥子、红饭豆,生姜汁、白术、附子 |

续表

| 证型 | 病因病机 | 主证 | 治法 | 主方 | 药物 |
| --- | --- | --- | --- | --- | --- |
| 气虚血瘀 | 失血过多，或跌仆闪挫，血瘀气滞，气血不行，肢体失养而痿 | 两足痿软，甚至手足俱废，肌肉麻木，面黄肌瘦，神倦短气，舌紫，脉虚涩 | 益气养血 活血行瘀 | 圣愈汤 | 熟地黄、白芍、当归、川芎、人参、黄芪。选加红花、桃仁、牛膝、三七、橘络、木通、土鳖虫<br>验方：当归10克，黄芪30克，红花6克，水煎服 |

## 痹　证

| 证型 | 病因病机 | 主证 | 治法 | 主方 | 药物 |
| --- | --- | --- | --- | --- | --- |
| 行痹 | 正气虚弱，卫外不固，风寒湿邪乘虚侵入肌腠经络，气血运行（接下页） | 肢体关节游走性疼痛，屈伸不利，或发热恶风，苔白或腻，脉多浮 | 祛风通络 散寒除湿 | 防风汤 | 防风、当归、秦艽、羌活、葛根、桂枝、杏仁、茯苓、生姜、甘草、黄芩。选加桑枝、威灵仙、防己、川芎<br>外熨方：皂荚500克为末，盐1000克，共炒热熨痛处 |
| 痛痹 |  | 肢体关节疼痛较剧，痛有定处，得热痛减，屈伸更痛，苔白脉弦 | 温经散寒 祛风除湿 | 乌附麻辛桂姜汤 | 乌头、附子、麻黄、细辛、桂枝、干姜、甘草、蜂蜜。选加鸡血藤、乳香、没药、羌活、独活、黄芪<br>验方：生川乌9克为末，醋调敷痛处 |

续表

| 证型 | 病因病机 | 主　证 | 治法 | 主方 | 药　物 |
|---|---|---|---|---|---|
| 着痹 | 不畅，阻闭而为痹。风寒湿多合并而来，但三气常有偏胜，风胜者为行痹，寒胜者为痛痹，湿胜者为着痹。若素体热盛，感邪后即热胜，或风寒湿邪郁久化热者，则为热痹 | 肢体关节重着疼痛，阴雨天加重，痛有定处，或关节肿胀，手足沉重，肌肤麻木不仁，苔白腻，脉濡缓 | 除湿通络 祛风散寒 | 薏苡仁汤 | 薏苡仁、羌活、独活、川芎、苍术、桂枝、乌头、生姜、甘草、当归、麻黄、防风。选加防己、茯苓、黄芪。<br>验方：豨莶草 12 克，水煎服 |
| 热痹 | | 发病较急，关节红肿疼痛，得冷痛减，或痛呈游走性，屈伸不利，伴有发热恶风，口渴心烦，汗多尿黄，苔黄腻，脉滑数 | 清热通络 疏风胜湿 | 白虎加桂枝汤 | 石膏、知母、甘草、粳米、桂枝。选加黄柏，牡丹皮、防己、桑枝、天花粉、金银花藤<br>验方：川木通 30 克，水煎，每日 3 次 |
| 注意 | 痹证反复发作，日久不愈者，应辨其是否有顽痰瘀血阻塞经络，有痰者宜用白芥子、天南星、半夏等涤痰通络；有瘀血者宜用桃仁、红花、当归、川芎、穿山甲、全蝎、蜈蚣等祛瘀通络；日久肝肾亏损者宜加熟地黄、牛膝、续断、杜仲、狗脊等滋补肝肾 | | | | |

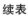

# 历节、遗尿

| 证型 | | 病因病机 | 主证 | 治法 | 主方 | 药物 |
|---|---|---|---|---|---|---|
| 历节 | 血虚风入 | 血虚不能濡养筋骨,风邪入内,淫于四末,流滞关节而发 | 先少数关节痛,屈伸不利,几天后另换几个关节痛,红肿不消,兼发热恶寒,苔白滑,脉浮缓 | 养血祛风 | 小续命汤 | 桂枝、附子、川芎、麻黄、党参、白芍、杏仁、防风、黄芩、防己、生姜、甘草。选加地龙、知母、黄芪、乳香、没药 |
| | 阳虚血寒 | 阳虚之人,久居冷湿之地,风寒湿邪侵入,气血凝涩,留于关节而发 | 关节剧痛,不得屈伸,痛处微肿畏寒,皮色暗,舌淡,脉沉涩 | 通阳祛寒 | 乌头汤 | 乌头、白芍、麻黄、黄芪、甘草、蜂蜜。选加桂枝、穿山甲、当归、皂刺,大、小活络丸 |
| | 阴虚血热 | 素体阴虚,复感热毒,耗伤津血,留滞关节而发;或历节日久,伤阴化热 | 关节反复疼痛,延及肘、肩、股、膝,灼热、拘挛,尿黄,体瘦,舌赤,脉细数 | 滋阴清热 | 地骨皮饮 | 地骨皮、当归、生地黄、赤芍、川芎、牡丹皮。选加桑枝、伸筋草、牛膝、地龙、水蛭、蚕砂、木瓜 |
| | 气虚痰滞 | 痰湿之人,复感风寒,气血凝滞,痰阻经络,痰瘀着于关节而发 | 筋骨酸重冷痛,关节肿大,肌肤麻木,得热痛减,面白气短,苔白滑,脉缓 | 祛痰益气 | 阳和汤加黄芪 | 肉桂、白芥子、鹿角霜、炮姜、麻黄、熟地黄。痛甚者,加服小活络丹 |

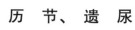

续表

| 证型 | | 病因病机 | 主证 | 治法 | 主方 | 药物 |
|---|---|---|---|---|---|---|
| 遗尿 | 脾肺气虚 | 劳倦忧思，损伤脾肺，上虚不能制下，水道失约 | 尿频尿少，滴沥不禁，或睡中遗尿，面白乏力，食少便溏，少腹时坠，舌淡脉虚 | 益气固涩 | 补中益气汤 | 人参、黄芪、白术、甘草、升麻、柴胡、陈皮、当归。选加益智仁、金樱子、五味子、山药<br>验方：桑螵蛸 3 克，炒焦研末，每晚开水冲服 |
| | 肾阳不足 | 素体不足，或病后、房劳伤肾，肾阳受损，下元不固，膀胱失约 | 尿频滴沥不断，或睡中遗尿，头晕面白，畏寒肢冷，形衰腰酸，舌淡苔白，脉沉尺弱 | 温肾固涩 | 菟丝子丸 | 菟丝子、肉苁蓉、牡蛎、附子、五味子、鹿茸、鸡内金、桑螵蛸、益智仁、乌药、山药<br>验方：补骨脂 10 克研末，睡前开水送服 |

## 淋　　证（附：尿浊）

| 证型 | 病因病机 | 主证 | 治法 | 主方 | 药物 |
|---|---|---|---|---|---|
| 热淋 | 感受外邪，蕴湿成热，或素有湿热，内外合邪，湿热流注下焦，膀胱气化失司而成热淋 | 尿频急涩灼痛，尿液黄浊，腹胀腰痛，或恶寒发热，头身痛，渴欲饮冷，舌红苔黄腻，脉滑数 | 清热解毒 利湿通淋 | 八正散 | 滑石、瞿麦、木通、车前子、萹蓄、甘草、栀子、大黄。选加柴胡、黄柏、知母、白茅根、石韦<br>验方：石韦 30 克，水煎服 |

续表

| 证型 | 病因病机 | 主证 | 治法 | 主方 | 药物 |
| --- | --- | --- | --- | --- | --- |
| 血淋 | 邪热流注下焦,或肾虚火旺,热移膀胱,火热灼伤脉络,扰动阴血,血随尿出而成 | 小便热涩刺痛,尿色红紫,或夹血丝,苔黄脉数 | 清热利湿 凉血止血 | 小蓟饮子 | 滑石、瞿麦、木通、蒲黄、藕节、竹叶、当归、栀子、甘草、小蓟。选加琥珀、十灰散、白茅根<br>验方:①滑石15克,血余炭10克,水煎服。②滑石15克,蒲黄炭10克,水煎服 |
| 石淋 | 过食肥甘醇酒,致湿热蕴结下焦,煎熬尿液,结为沙石而成 | 小便艰涩刺痛,或尿来中断,变动体位后又能排尿,尿浊黄赤,或夹沙石,或带血,舌脉正常,或有湿热征象 | 清热利湿 化石通淋 | 石韦散 | 石韦、滑石、瞿麦、车前子、冬葵子。选加海金砂、金钱草、白茅根、台乌、白芍、三棱、枳实<br>验方:核桃仁、白糖各适量,开水送服 |
| 膏淋 | 湿热下注,下焦气化不利,不能制约脂液,随尿而出,尿浊如膏,成为膏淋 | 尿浑如米泔,或有滑腻之物,尿道热涩疼痛,舌红苔腻,脉数 | 清热利湿 分清泌浊 | 萆薢分清饮 | 萆薢、石菖蒲、丹参、茯苓、白术、莲子心、黄柏、车前子。久病肾虚者以六味地黄丸加菟丝子、芡实、龙骨、牡蛎以补肾固涩<br>验方:樗根皮30克,海蛤粉15克,水煎服 |

续表

| 证型 | 病因病机 | 主证 | 治法 | 主方 | 药物 |
| --- | --- | --- | --- | --- | --- |
| 劳淋 | 湿邪久羁，肾脾两伤，或色酒劳倦，伤及脾肾，气化不利，病情缠绵，遇劳即发 | 小便不甚赤涩，淋漓不已，时作时止，腰痛，遇劳即发，缠绵不愈，倦怠乏力，脉多虚弱 | 补益脾肾 | 六味地黄丸 | 地黄、山药、山茱萸、泽泻、茯苓、牡丹皮。选加肉桂、附子(偏阳虚)；知母、黄柏(偏阴虚)。中气下陷者用补中益气汤：人参、黄芪、白术、甘草、升麻、柴胡、陈皮、当归 |
| 尿浊 | 1. 尿浊如米泔，无尿痛，兼见胸满口渴，苔黄腻，脉濡数，为湿热下注膀胱，用萆薢分清饮(见上)<br>2. 尿浊日久不愈，面白神疲，舌淡脉虚，为脾虚气陷，精微下注，用补中益气汤(见上)<br>3. 尿浊兼见烦热口干，舌红脉细，为肾阴亏损，移热膀胱，用知柏地黄丸(六味地黄丸加知母、黄柏)<br>4. 尿浊而面白肢冷，畏寒乏力，舌淡脉沉，为阳虚气化不行，用鹿茸补涩丸：人参、黄芪、菟丝子、桑螵蛸、莲肉、茯苓、肉桂、山药、附子、鹿茸、桑白皮、龙骨、补骨脂、五味子 | | | | |

## 水 肿

| 证型 | | 病因病机 | 主证 | 治法 | 主方 | 药物 |
| --- | --- | --- | --- | --- | --- | --- |
| 阳水 | 风水相搏 | 风邪袭表，肺失宣降，不能通调水道，下输膀胱，风遏水阻，泛溢为肿 | 多先有外感，见发热恶风、头痛身痛、咽痛咳喘等症，继见面目浮肿，再肿及全身，尿少，苔薄白，脉浮，势急 | 宣肺行水 | 越婢加术汤 | 白术、麻黄、石膏、甘草、大枣、生姜。选加茯苓皮、冬瓜皮、羌活、防风、杏仁、射干、黄芩、防己、黄芪、白茅根、生地黄、板蓝根。验方：苏叶 10 克，冬瓜皮 25 克，水煎频服 |

**续表**

| 证型 | | 病因病机 | 主证 | 治法 | 主方 | 药物 |
|---|---|---|---|---|---|---|
| 阳水 | 水湿浸渍 | 久居卑湿之地,或涉水冒雨,水湿之气浸渍肌肤而成水肿 | 全身浮肿,按之没指,尿少,身重困倦,胸闷纳呆,苔白腻,脉沉缓,起病缓 | 通阳利水 | 五苓散合五皮饮 | 桂枝、白术、泽泻、茯苓、猪苓、陈皮、茯苓皮、生姜皮、桑皮、大腹皮。选加麻黄、杏仁、厚朴、苍术、椒目、防己、车前子、附片 |
| | 湿热壅盛 | 湿郁化热,湿热交蒸,膀胱输化无权而为水肿 | 全身浮肿,皮薄光亮,胸闷脘痞,烦热口渴,尿赤便结,苔黄腻,脉沉数 | 分利湿热 | 疏凿饮子 | 木通、商陆、泽泻、椒目、茯苓、大腹皮、生姜、槟榔、红饭豆、秦艽、羌活。选加大黄、防己、葶苈子。验方:蝼蛄粉,每次开水冲服 5 克,每日 2 次,水消止 |
| 阴水 | 脾阳不振 | 劳倦太过,饮食不节,脾伤不能蒸化水液,停聚不行,泛滥为肿 | 身肿腰下为甚,按之凹陷不易恢复,脘闷腹胀,纳减便溏,面色萎黄,神倦肢冷,小便短少,舌淡苔白腻,脉沉缓 | 温脾利水 | 实脾饮 | 厚朴、茯苓、附子、白术、木瓜、草果、木香、干姜、甘草、大腹子、生姜、大枣。选加桂枝、猪苓、泽泻、党参、黄芪、砂仁、苏叶 |

续表

| 证型 | | 病因病机 | 主证 | 治法 | 主方 | 药物 |
|---|---|---|---|---|---|---|
| 阴水 | 肾阳衰微 | 房劳过度，肾气亏损，或久病伤肾，肾虚开阖不利，不能化气行水，水湿泛滥为肿 | 全身高度水肿，腰下尤甚，按之凹陷不起，腰酸尿少，畏寒肢冷，面白神疲，舌淡苔白，脉沉细 | 温肾利水 | 真武汤 | 茯苓、白术、白芍、生姜、附子。选加泽泻、陈皮、巴戟、肉桂、党参、五味子、麻黄、细辛。验方：干玉米须 60 克，水煎，分 3 次服 |

## 尿血

| 证型 | 病因病机 | 主证 | 治法 | 主方 | 药物 |
|---|---|---|---|---|---|
| 心火亢盛 | 心主血，心有火则移热膀胱，阴血妄行，而由溺出 | 小便热涩，带血鲜红，心烦口渴，面赤口疮，夜寐不安，舌尖红，脉数 | 清心泻火 凉血止血 | 小蓟饮子 | 小蓟、滑石、木通、蒲黄、藕节、竹叶、当归、栀子、甘草、生地黄。选加琥珀、白茅根、桃仁<br>验方：车前草、旱莲草各 30 克，水煎服 |
| 阴虚火旺 | 酒色劳倦，肾阴亏损，相火妄动，灼伤脉络而尿血 | 尿短赤带血，头晕目眩，耳鸣，潮热颧红，心烦倦怠，腰痛膝软，舌红少苔，脉细数 | 滋阴清火 | 知柏地黄丸 | 知母、黄柏、地黄、山药、山茱萸、泽泻、茯苓、牡丹皮。选加大小蓟、藕节、旱莲草、女贞子、蒲黄、阿胶。验方：血余炭，研细末，每服 6 克，醋、水调服 |

续表

| 证型 | 病因病机 | 主　　证 | 治法 | 主方 | 药　　物 |
|---|---|---|---|---|---|
| 脾肾两虚 | 饮食劳倦，色欲或久病，伤及脾肾，中气下陷，脾虚不能统血，肾虚不能固摄，故血下渗而尿血 | 尿频带血，血色淡红，面黄食少困倦，头晕耳鸣腰酸，舌淡脉虚 | 健脾益气　补肾固涩 | 补中益气汤合无比山药丸 | 人参、黄芪、白术、甘草、升麻、柴胡、陈皮、当归、山药、肉苁蓉、熟地黄、山茱萸、茯神、菟丝子、五味子、赤石脂、巴戟、泽泻、杜仲、牛膝。选加牡蛎、龙骨、金樱子、紫珠、蒲黄<br>成药：补中益气丸 |

## 腰　痛

| 证型 | 病因病机 | 主　　证 | 治法 | 主方 | 药　　物 |
|---|---|---|---|---|---|
| 寒湿 | 坐卧冷湿之地，或冒雨涉水，身劳汗出，衣着湿冷，寒湿由肌腠经络下流腰肾，经络气血壅塞，正邪纷争而痛 | 腰部冷痛重着，转侧不利，遇阴雨寒冷痛增，苔白腻，脉沉迟 | 温化寒湿 | 肾着汤　五积散 | 甘草、干姜、茯苓、白术。选加桂枝、牛膝、杜仲。<br>苍术、陈皮、厚朴、甘草、当归、干姜、芍药、川芎、桂枝、麻黄、白芷、枳壳、桔梗、半夏、茯苓<br>验方：香附、橘叶各 90 克，炒热熨痛处 |

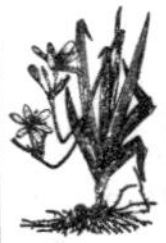



**续表**

| 证型 | 病因病机 | 主证 | 治法 | 主方 | 药物 |
|---|---|---|---|---|---|
| 湿热 | 长夏感受湿热,或寒湿郁久化热,或过食酒辛肥甘,酿成湿热,蕴结经络脏腑,下注腰肾 | 腰部热痛,热天雨天加重,活动后可减,阴股间汗出粘裤,尿短赤,苔黄腻,脉濡数 | 清热化湿 | 加味二妙散 | 黄柏、苍术、当归、牛膝、防己、萆薢、龟板。选加乳香、没药、香附、薏苡仁、滑石、通草、蚕砂、白茅根。验方:独活、黄柏各60克,共为丸,每服9克,每日3次 |
| 痰滞 | 脾肾阳虚之人,脾运不力,痰湿内生,下流腰肾,阻碍气血运行而为腰痛 | 腰部一块冷痛,如有物覆,或麻木压痛,日久不愈,屈伸痛增,按摩痛减,口多涎,苔白脉沉滑 | 祛痰散结 | 导痰汤 | 天南星、枳实、陈皮、半夏、茯苓、甘草。选加白芥子、莱菔子、天麻<br>验方:玉真散,每服6克,酒送下,每日3次 |
| 肾虚 阳虚 | 素体不足,或劳欲太过,或久病体虚,或年老体衰,以致肾精亏损,无以濡养经脉而腰痛 | 腰部酸痛,喜揉喜按、劳增卧减,久不愈,神疲乏力,面白肢冷,少腹拘急,舌淡脉沉弱 | 温肾壮腰 | 肾气丸<br>右归丸<br>青娥丸 | 地黄、山药、山茱萸、泽泻、茯苓、牡丹皮、桂枝、附子<br>山药、山茱萸、附子、肉桂、杜仲、枸杞、菟丝子、鹿角胶、当归、熟地黄。选加续断、牛膝、狗脊<br>木蝴蝶、杜仲、胡桃肉,蒜泥为丸 |

续表

| 证型 | 病因病机 | 主证 | 治法 | 主方 | 药物 |
|---|---|---|---|---|---|
| 阴虚 | 同上 | 腰痛情况同上,心烦失眠,口燥咽干,面色潮红,手足心热,尿短赤,舌红少苔,脉细数 | 滋阴清火 | 大补阴丸 左归丸 | 黄柏、知母、猪脊髓、熟地黄、龟板。山药、山茱萸、熟地黄、枸杞、菟丝子、牛膝、龟胶、鹿胶 |
| 瘀血 | 跌仆闪挫,或强力举重,或久坐久卧,损伤腰肾,经络阻滞,气血不通而成腰痛 | 腰痛如刺,痛有定处,拒按,转侧不得,舌紫黯,或有瘀斑,脉涩,可有外伤史 | 活血化瘀 理气止痛 | 身痛逐瘀汤 四物汤 | 秦艽、地黄、牛膝、羌活、香附、桃仁、红花、灵脂、当归、川芎、没药、甘草。当归、熟地黄、白芍、川芎。加桃仁、红花、穿山甲、延胡索。验方:炒熟大黄研末,每服5克,生姜汤送下 |

## 遗精

| 证型 | 病因病机 | 主证 | 治法 | 主方 | 药物 |
|---|---|---|---|---|---|
| 心肾不交 | 劳神太过,心阴暗耗,心阳独亢,心火不下交于肾,肾水不上济于心,水亏火旺,扰动精室 | 梦遗,少寐多梦,阳事易举,头晕心悸乏力,舌红,脉细数 | 滋阴清火 | 知柏八味丸或三才封髓丹 | 知母、黄柏、熟地黄、山药、山茱萸、泽泻、茯苓、牡丹皮。天冬、生地黄、人参、黄柏、砂仁、甘草。选加黄连、灯芯、酸枣仁、五味子、龙骨、牡蛎<br>注:不能只靠药物,关键还应排除杂念<br>验方:五倍子末15克,调醋敷脐,间日一换 |

**续表**

| 证型 | 病因病机 | 主证 | 治法 | 主方 | 药物 |
|---|---|---|---|---|---|
| 肾虚不藏 | 斫伤过早，恣情纵欲，或素体衰弱，久病体虚，肾阴虚则相火偏盛，干扰精室而致遗精；肾阳虚则精关不闭，精液自滑 | 遗精频作，甚至滑精，头昏眩晕，耳鸣面白，畏寒肢冷，神倦腰酸，舌淡脉沉细，或舌红脉细数 | 补肾固精 | 偏阳虚者用右归丸 偏阴虚者用六味地黄丸 | 熟地黄、山药、山茱萸、泽泻、茯苓、牡丹皮。选加芡实、金樱子、莲须。山药、山茱萸、附子、肉桂、杜仲、枸杞、菟丝子、鹿角胶、当归、熟地黄。选加鱼鳔胶、五味子、莲子、龙骨、牡蛎、韭子 |
| 肝郁气滞 | 忧思恼怒，肝气郁结，疏泄失常，或肝郁化火，相火偏亢，引起肾精不藏 | 遗精腰酸、情志不舒，胸闷胁痛，嗳气腹胀，不思饮食，苔薄腻，脉弦 | 疏肝理气 | 逍遥散 | 柴胡、白芍、当归、茯苓、白术、甘草、生姜、薄荷。选加牡丹皮、山栀子、党参、黄芪、山药、生地黄、熟地黄、香附、乌药、青皮<br>验方：刺猬皮炒脆研末，每服3克，每日2次 |
| 湿热下注 | 醇酒厚味，损伤脾胃，酒食酿生湿热，流注下焦，扰动精室而致遗泄 | 遗精频作，面色黯黄，心烦口苦，尿热赤，苔黄腻，脉濡数 | 清化湿热 | 萆薢分清饮或龙胆泻肝汤 | 萆薢、黄柏、车前子、茯苓、白术、丹参、莲子心、石菖蒲龙胆草、栀子、黄芩、柴胡、车前子、泽泻、木通、生地黄、当归、甘草。选加败酱草、赤芍<br>验方：青黛1.5克，滑石30克，甘草5克，水煎服 |

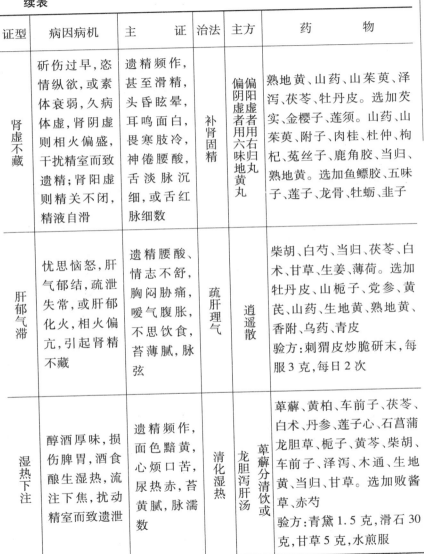

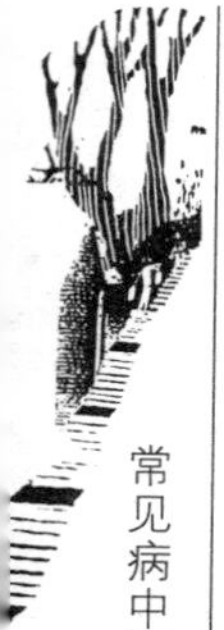



# 阳　痿

| 证型 | 病因病机 | 主　　证 | 治法 | 主方 | 药　　物 |
|---|---|---|---|---|---|
| 命火衰微 | 房事太过，或少年误犯手淫，精气虚寒，命门火衰，而成阳痿 | 阳痿，精液清冷，头晕目眩，面白神倦，畏寒肢冷，腰膝酸软，舌淡苔白，脉沉细 | 补肾壮阳 | 安肾汤 | 鹿茸、韭子、菟丝子、补骨脂、胡芦巴、附子、大茴香、苍术、茯苓。选加人参、熟地黄、枸杞、巴戟<br>验方：①雪莲花 60 克，泡酒服。②活雄蚕蛾焙干为末，每次 3 克酒冲服，每日 2 次 |
| 心脾不足 | 思虑忧郁，损伤心脾，胃不受纳，气血化源不足，致气血两亏，宗筋失其濡养，而致阳痿 | 阳痿，性欲减退，失眠多梦，心悸健忘，神疲乏力，食少便溏，舌淡脉虚 | 补益心脾 | 归脾汤 | 白术、黄芪、远志、木香、人参、酸枣仁、甘草、当归、茯神、龙眼。选加百合、首乌、神曲、麦芽、谷芽<br>验方：黄芪 30 克，当归 15 克，五味子 10 克，水煎服 |
| 肝郁脾虚 | 肝主筋而系阴器，忧思郁怒，肝郁脾伤，肝失条达，脾不濡养，宗筋弛纵，发为阳痿 | 阳痿，抑郁胁痛，食少便溏，苔白腻，脉弦缓 | 疏肝理脾 | 逍遥散 | 柴胡、白芍、当归、茯苓、白术、甘草、生姜、薄荷。选加香附、川楝子、牡丹皮、栀子 |

续表

| 证型 | 病因病机 | 主证 | 治法 | 主方 | 药物 |
|---|---|---|---|---|---|
| 惊恐伤肾 | 肾气不足之人,突受大惊卒恐,惊则气乱,恐则气下,肾气耗散,失气作强,故成阳痿 | 阳痿,精神苦闷,胆怯多疑,心悸失眠,苔薄腻,脉弦细,或舌脉正常 | 益肾宁神 | 还少丹 | 熟地黄、山药、山茱萸、枸杞、五味子、楮实子、巴戟、肉苁蓉、茴香、茯苓、远志、石菖蒲、牛膝、杜仲 |
| 湿热下注 | 足厥阴肝经之脉,循阴股入毛中,过阴器,若湿热下注肝经,可使宗筋弛纵,发为阳痿 | 阳痿,阴囊湿润,阴痒阴肿,尿黄赤,舌红苔黄腻,脉弦数 | 清利湿热 | 龙胆泻肝汤 | 龙胆草、栀子、黄芩、柴胡、车前子、泽泻、木通、生地黄、当归、甘草。选加萆薢、土茯苓、薏苡仁、苍术、黄柏、青黛、玄参、赤小豆、蚕砂、川牛膝<br>验方:蚤休、萆薢各 15 克,土茯苓 30 克,水煎服 |

# 鼻衄、齿衄

| 证型 | | 病因病机 | 主证 | 治法 | 主方 | 药物 |
|---|---|---|---|---|---|---|
| 鼻衄 | 肺热 | 鼻为肺窍,肺热壅盛,伤阴动血,故鼻燥血溢 | 鼻燥衄血,口干咽燥,咳嗽痰少,发热,舌红,脉数 | 清热润肺 | 桑菊饮 | 桑叶、菊花、芦根、甘草、连翘、桔梗、杏仁、薄荷。选加牡丹皮、侧柏叶、白茅根、生地黄、麦冬 |

续表

| 证型 | | 病因病机 | 主证 | 治法 | 主方 | 药物 |
|---|---|---|---|---|---|---|
| 鼻衄 | 胃热 | 胃热伤阴,胃脉上交鼻额,热蒸迫血,故鼻干,络伤血出 | 鼻燥而衄,口臭烦渴,舌红苔黄,脉洪数 | 清热凉血 | 玉女煎 | 石膏、知母、牛膝、麦冬、熟地黄。选加牡丹皮、栀子、竹叶、大黄 |
| | 肝火 | 肝火素旺,或水亏不涵木,木火刑金,血随火升,溢于鼻窍 | 鼻衄口苦,头痛眩晕,目赤耳鸣,易怒,舌红脉弦数 | 清肝泻火 | 龙胆泻肝汤 | 龙胆草、栀子、黄芩、柴胡、车前子、泽泻、木通、生地黄、当归、甘草。选加茜草、旱莲草、牡丹皮、玄参 |
| | 气血亏虚 | 气血亏虚,血失统摄,上溢而出 | 鼻齿衄血色淡,面白或萎黄,头晕耳鸣,神疲乏力,心悸气短,舌淡脉虚 | 益气摄血 | 归脾汤 | 白术、黄芪、远志、木香、酸枣仁、人参、甘草、当归、龙眼肉、茯神。选加仙鹤草、血余炭、白及 |
| 齿衄 | 胃热炽盛 | 齿龈属胃络,胃热灼伤脉络,故齿龈出血 | 龈衄肿痛,血色鲜红,头痛口臭便秘,苔黄脉洪数 | 清胃泻火 | 白虎汤 | 石膏、知母、甘草、粳米。选加牡丹皮、赤芍、黄连、大黄、白茅根 |
| | 阴虚火旺 | 肾主骨,齿为骨之余,肾亏火动则齿摇龈出血 | 龈衄血淡,齿摇微痛,舌红脉细数 | 滋阴凉血 | 知柏地黄丸 | 知母、黄柏、生地黄、山药、山茱萸、泽泻、茯苓、牡丹皮。选加龟板、茜草 |

# 便血、肌衄

| 证型 | | 病因病机 | 主证 | 治法 | 主方 | 药物 |
|---|---|---|---|---|---|---|
| 便血 | 脾胃虚寒 | 中焦虚寒，中气不足，统血无力，血溢肠内，故便血 | 下血紫黯，或黑如柏油，腹部隐痛，喜热饮，便溏，面白神倦，舌淡脉细 | 温脾摄血 | 黄土汤 | 灶心土、熟地黄、附子、白术、甘草，阿胶、黄芩。选加炮姜、艾叶炭、白及、三七、花蕊石、黄芪 |
| | 肠道湿热 | 湿热蕴结肠道，熏灼脉络，血溢肠中，下注便血 | 下血鲜红，便稀不畅，口苦腹痛，苔黄腻，脉濡数 | 清热祛湿止血 | 地榆散合槐花散 | 地榆、茜根、黄芩、黄连、山栀、茯苓、槐花、侧柏叶、荆芥穗、枳壳。选加当归、阿胶 |
| 肌衄 | 热血妄行 | 热壅脉络，迫血妄行，血出而瘀积于肌腠 | 皮下出现紫色瘀点或瘀斑，或伴鼻衄、齿衄、便血、尿血，发热口渴，便秘，舌红苔黄，脉弦数 | 清热止血 | 清营汤合十灰散 | 犀角、玄参、麦冬、生地黄、牡丹皮、黄连、金银花、连翘、竹叶。大蓟、小蓟、栀子、棕榈皮、大黄、牡丹皮、荷叶、侧柏叶、白茅根、茜草根。选加龙胆草、紫草、五灵脂、蒲黄 |
| | 阴虚火旺 | 火热伤阴，阴亏火更旺，火热灼伤脉络而血溢脉外 | 紫癜较多，色鲜红，时发时止，常伴鼻衄、齿衄或月经过多，颧红，心烦口渴，手足心热，潮热盗汗，舌红绛少苔，脉细数 | 养阴清热止血 | 茜根散 | 茜草根、侧柏叶、黄芩、生地黄、阿胶、甘草。选加玄参、龟板、女贞子、旱莲草 |

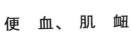

续表

| 证型 | | 病因病机 | 主证 | 治法 | 主方 | 药物 |
|---|---|---|---|---|---|---|
| 肌衄 | 气不摄血 | 久病正虚，气虚不能摄血，脾虚不能统血，致反复出血 | 久病不愈，反复出现紫癜，头晕目眩，面白或萎黄，食少乏力，舌淡胖，脉细弱 | 补气摄血 | 归脾汤 | 白术、黄芪、远志、木香、人参、酸枣仁、甘草、当归、茯神、龙眼肉。选加棕榈炭、仙鹤草 |
| 简易方 | | 1. 连翘 30 克，水煎分 3 次服。2. 红枣 20 枚，煎汤连枣服，可常服。3. 藕节 1 份加水煮至黏胶状，再加入大枣 4 份同煮，日服适量。4. 肌衄兼有齿衄较甚者，可用漱口药：生石膏 30 克，黄柏 15 克，五倍子 15 克，儿茶 6 克，浓煎漱口，每次漱 5～10 分钟 | | | | |

# 瘀　　证

| 证型 | | 病因病机 | 主证 | 治法 | 主方 | 药物 |
|---|---|---|---|---|---|---|
| 气滞血瘀 | 瘀在头面 | 跌仆、中风或忧思恼怒，血瘀头面而发 | 头目痛，白睛赤，乱梦不寐，脱发，耳聋失语，眩晕健忘，精神异常或癫痫，舌有瘀斑，脉涩 | 化瘀通窍 | 通窍活血汤 | 桃仁、红花、赤芍、川芎、大枣、生姜、麝香、葱白 |
| | 瘀停胸胁 | 胸胁为肝络所布，肝气郁结，病久入络，气血不和，心脉痹阻而发 | 胸胁刺痛，憋闷不舒，心悸懊侬，急躁善怒，舌黯有瘀斑，脉弦或涩 | 理气化瘀 | 血府逐瘀汤 | 牛膝、柴胡、枳实、桔梗、甘草、桃仁、红花、当归、生地黄、赤芍、川芎。选加山栀、桂枝、薤白、瓜蒌 |

续表

| 证型 | | 病因病机 | 主证 | 治法 | 主方 | 药物 |
|---|---|---|---|---|---|---|
| 气滞血瘀 | 瘀结于腹 | 腹中属脾，肝络两胁，肝脾失和，气血瘀结于腹而发 | 腹中或胁下积块，疼痛拒按，固定不移，或腹大坚满，青筋外露，血缕红痣，久泻或便黑，舌紫脉沉涩 | 消瘀散结 | 膈下逐瘀汤 | 牡丹皮、赤芍、延胡索、桃仁、红花、五灵脂、川芎、枳实、乌药、当归、甘草、香附。选加三棱、莪术、陈葫芦、泽兰、肉豆蔻 |
| | 瘀在少腹 | 少腹位在下焦，肾元亏虚，气血乖违，久则瘀结为块而发 | 少腹胀满疼痛，或有积块，癃闭或淋浊，或尿血，色紫黯夹块，舌黯苔薄，脉沉细 | 温阳化瘀 | 少腹逐瘀汤 | 小茴、干姜、肉桂、赤芍、川芎、当归、五灵脂、蒲黄、没药、延胡索。选加大小蓟、琥珀、金钱草、海金砂 |
| | 瘀阻经络 | 经络为气血通道，外伤、感邪、气滞、正虚、止血不当等均可致瘀阻经络而发 | 肢体疼痛或麻木不仁，或颤抖，偏瘫或截瘫，肢冷或青紫，舌紫脉细涩 | 活血通络 | 桃红四物汤 | 桃仁、红花、当归、地黄、赤芍、川芎。选加鸡血藤、地龙、姜黄、牛膝、路路通 |
| | 邪热入血 | 邪热入营，伤津耗血，血行滞涩，或迫血妄行，溢于脉外，均可致瘀 | 发斑色紫，甚至衄血，身热神昏，舌绛或紫，无苔，脉沉细数 | 清热解毒 凉血化瘀 | 犀角地黄汤 | 犀角、生地黄、赤芍、牡丹皮。选加紫草、丹参、桃仁、大黄、安宫牛黄丸 |

续表

| 证型 | | 病因病机 | 主证 | 治法 | 主方 | 药物 |
|---|---|---|---|---|---|---|
| 气滞血瘀 | 寒客血脉 | 寒性凝滞，寒客经脉，致血凝涩而瘀 | 局部或周身痛，痛若针刺，拒按，甚则皮色紫黯，得温稍减，痛处固定，舌紫黯，脉沉涩 | 温经通络 | 当归四逆汤 | 当归、桂枝、赤芍、通草、细辛、甘草、大枣。选加川乌、草乌、鸡血藤、穿山甲 |
| 血瘀正衰 | 气虚血瘀 | 气为血帅，气虚则血行无力而瘀 | 心悸气短，胸中隐痛，纳少乏力，颜面微浮，腹中胀痛，或有积块，偏瘫，舌微紫，脉细缓而涩 | 益气活血 | 补阳还五汤 | 桃仁、红花、赤芍、川芎、地龙、当归、黄芪。选加人参、沙参、郁金、三七、三棱、桑寄生、鸡血藤 |
| | 阴虚血瘀 | 阴液亏损，血脉不充，血液凝聚而瘀 | 胸胁胃脘或少腹隐痛，甚则刺痛，面黑或不华，头晕耳鸣目干，消瘦，瘈疭，舌黯红，脉弦细而涩 | 育阴化瘀 | 通幽汤 | 当归、地黄、桃仁、红花、甘草。选加枸杞、旱莲草、女贞子、丹参、延胡索 |
| | 阳虚血瘀 | 久病体虚，脾肾阳衰，阴寒内盛，血瘀水聚 | 面黄黯，唇紫，腹大肢肿，按之如泥，畏寒肢冷，舌淡紫，脉沉细涩 | 温阳化瘀 | 急救回阳汤 | 党参、干姜、白术、甘草、附子、桃仁、红花。选加肉桂、苏木、茯苓、薏苡仁、萆薢 |

# 蛔虫病

| 证型 | 病因病机 | 主证 | 治法 | 主方 | 药物 |
|---|---|---|---|---|---|
| 一般证 | 误食感染性虫卵，在小肠内发育为成虫，并寄生在小肠内 | 胃脘嘈杂，腹痛时作时止，贪食而面黄肌瘦，有时排出蛔虫 | 驱虫为主<br>佐以化湿理气 | 化虫丸 | 苦楝根皮、鹤虱、使君子、槟榔、芜荑、枯矾。选加雷丸、黑丑、茵陈、木香 |
| 胆道蛔虫证 | 蛔虫钻入胆道，胆气不行，肝气闭郁，发为本证 | 突发右胁下、脘腹剧痛，呈阵发性绞痛，呕恶吐蛔，上腹有压痛 | 安蛔定痛驱虫 | 胆道驱蛔汤 | 延胡索、木香、厚朴、使君子、苦楝根皮、槟榔、大黄。早期痛剧而无热象者，用乌梅丸 |
| 蛔虫性肠梗阻 | 肠内蛔虫缠绕成团，阻塞肠道，传化不行而发 | 腹胀痛，呕恶，不矢气，不大便，腹部或有虫瘕 | 活血攻下驱虫 | 复方大承气汤 | 枳实、厚朴、大黄，芒硝、莱菔子、赤芍、桃仁。选加槟榔、苦楝皮、川椒、使君子 |
| 蛔厥 | 正气不足，因蛔而厥 | 突发胁下或腹部剧痛，呕恶吐蛔或屙蛔，汗出肢冷 | 安蛔健脾驱虫 | 乌梅丸 | 乌梅、黄连、黄柏、附子、桂枝、干姜、细辛、川椒、当归、人参 |
| 驱虫方 | 1. 鲜苦楝根皮 15～30 克浓煎，晨空腹顿服（干品用量酌减）。2. 使君子炒香去壳，空腹嚼服，成人 15 粒，儿童每岁 1 粒。3. 鲜美舌藻（鹧鸪菜）30～60 克，水煎服或当菜吃。或用片剂（每片 0.3 克），成人 8 片，小儿酌减，空腹顿服 | | | | |

# 钩虫病、蛲虫病、绦虫病

| 证型 | | 病因病机 | 主证 | 治法 | 主方 | 药物 |
|---|---|---|---|---|---|---|
| 钩虫病 | 感受粪毒 | 粪毒(感染性钩蚴)侵入肌肤所致 | 手足接触泥土后,局部出现皮疹,红肿灼热奇痒 | 解毒止痒 | | 发病在24小时内者,可以60℃热敷局部反复敷10分钟。或用青矾末泡开水洗痒处,或局部涂土荆芥油 |
| | 脾虚湿滞 | 钩蚴经血循环最后在小肠内发育成熟,并寄生于此,致气机扰乱,脾胃失调 | 面萎黄虚浮,多食易饥,腹胀异嗜,舌淡苔薄,脉沉细 | 健脾燥湿和中补血驱虫 | 黄病绛矾丸 | 苍术、陈皮、厚朴、甘草、大枣、绛矾。饭后服3克,每日3次。选加榧子、雷丸、百部、贯众、鹤虱驱虫 |
| | 气血两虚 | 钩虫吸食人体血液,日久致气血两虚 | 颜面萎黄或苍白,浮肿,脘闷,神倦,眩晕耳鸣,心悸气短,舌淡胖,脉弱 | 补益气血驱虫 | 八珍汤 | 人参、茯苓、白术、甘草、当归、熟地黄、白芍、川芎<br>简易方:槟榔15克,苦楝根皮30克,制成60毫升糖浆,每夜睡前服30毫升以驱虫 |
| 蛲虫病 | | 进食污染有蛲虫卵之食品后,致蛲虫寄生肠道而发 | 肛痒夜甚,痒时肛周围可见小白虫 | 杀虫止痒内外兼治 | 使君子大黄粉<br>百部煎剂 | 小儿每岁服使君子0.3克,总量不超过3.5克,大黄为使君子的1/8,连服6天。百部30克煎水至30毫升,每晚灌肠一次,连做10次 |

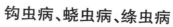

续表

| 证型 | 病因病机 | 主证 | 治法 | 主方 | 药物 |
| --- | --- | --- | --- | --- | --- |
| 绦虫病 | 食未熟肉类，囊尾蚴侵入人体，寄生于小肠 | 腹胀隐痛，肛痒腹泻，有时大便排出绦虫体节，舌淡脉细 | 先杀虫后健脾 | 南瓜子粉槟榔煎<br>香砂六君子汤 | 槟榔60克煎汤送服南瓜子粉120克，半小时后服芒硝10克<br>木香、砂仁、人参、白术、茯苓、甘草、陈皮、半夏 |

## 虚劳

| 证型 | | 病因病机 | 主证 | 治法 | 主方 | 药物 |
| --- | --- | --- | --- | --- | --- | --- |
| 气虚 | 肺气虚 | 1. 先天不足，禀赋薄弱，生后未及时调补，精血素亏，痿弱不振渐致“童子痨”，或成年后体弱多病，病后不复，渐成虚劳<br>2. 烦劳过度，纵欲妄为，早婚多育，精亏神耗，损及五脏，渐致虚劳<br>3. 饮食不节，损伤脾胃，气血精津无以化生，脏腑经络失养，久则虚劳<br>（接下页） | 短气自汗，时寒时热，面白声低，易于感冒，或兼咳嗽，舌淡脉弱 | 益气固表 | 补肺汤 | 人参、黄芪、熟地黄、五味子、紫菀、桑白皮。选加牡蛎、浮小麦、地骨皮 |
| 气虚 | 脾气虚 | | 食少乏力，面黄便溏，舌淡苔薄，脉弱 | 益气健脾 | 参苓白术散 | 人参、茯苓、白术、桔梗、陈皮、莲肉、薏苡仁、山药、砂仁、扁豆、甘草 |
| 血虚 | 心血虚 | | 心悸怔忡，健忘，失眠多梦，面色不华，舌淡，脉细或结代 | 养血安神 | 归脾汤 | 白术、黄芪、远志、木香、人参、酸枣仁、甘草、当归、茯神、龙眼肉 |
| 血虚 | 肝血虚 | | 惊惕头晕，目眩耳鸣，面白胁痛，月经不调，肌肤甲错，舌淡脉弦细 | 补血养肝 | 四物汤 | 当归、熟地黄、白芍、川芎。选加女贞子、磁石、酸枣仁、龙骨、牡蛎、郁金、木瓜、丝瓜络 |

续表

<table>
<tr><th colspan="2">证型</th><th>病因病机</th><th>主　　证</th><th>治法</th><th>主方</th><th>药　　物</th></tr>
<tr><td rowspan="2">阳虚</td><td>心阳虚</td><td rowspan="5">4. 外感六淫失治，邪气久羁，耗伤正气，或大病后失于调理，或热病日久耗血伤阴，或寒病日久伤气损阳，或瘀血内结不生新血，或产后过劳，或其他慢性病久不愈，精气难复。凡此种种均可发展为虚劳</td><td>畏寒肢冷，下利清谷，腰背酸痛，遗精阳痿，多尿或不禁，舌淡胖有齿痕，苔白，脉沉迟</td><td>温补肾阳</td><td>右归丸</td><td>山药、山茱萸、附子、肉桂、杜仲、枸杞、菟丝子、鹿角胶、当归、熟地黄</td></tr>
<tr><td>脾阳虚</td><td>心悸自汗，神倦嗜卧，形寒肢冷面白，心胸闷痛，舌淡，脉细弱或结代或虚大</td><td>温通心阳</td><td>桂枝甘草汤</td><td>桂枝、甘草。选加人参、黄芪、旋覆花、三七、红花、郁金</td></tr>
<tr><td rowspan="3">阴虚</td><td>肾阳虚</td><td>面黄形寒，食少乏力，少气懒言，腹冷便溏，舌淡苔白，脉弱</td><td>温中健脾</td><td>附子理中汤</td><td>附子、人参、干姜、白术、甘草。选加半夏、陈皮、高良姜、肉豆蔻、当归、五味子</td></tr>
<tr><td>肺阴虚</td><td>咽燥干咳，咯血，失音，潮热盗汗，面色潮红，舌红少津，脉细数</td><td>养阴润肺</td><td>沙参麦门冬汤</td><td>沙参、麦冬、扁豆、玉竹、天花粉、甘草、桑叶。选加百部、款冬花、银柴胡、白及、百合</td></tr>
<tr><td>心阴虚</td><td>心悸失眠，烦躁，潮热盗汗，口舌生疮，舌红少津，脉细数</td><td>滋阴养心</td><td>天王补心丹</td><td>生地黄、天冬、麦冬、玄参、丹参、当归、远志、酸枣仁、柏子仁、茯苓、人参、五味子、桔梗</td></tr>
</table>

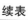

续表

| 证型 | | 病因病机 | 主证 | 治法 | 主方 | 药物 |
|---|---|---|---|---|---|---|
| 阴虚 | 脾胃阴虚 | | 口干唇燥，不思饮食，干呕呃逆，大便干燥，舌光干，脉细数 | 养阴和胃 | 益胃汤 | 玉竹、生地黄、麦冬、沙参、冰糖。选加天花粉、蔗汁、柿蒂、麦芽、谷芽、刀豆、麻仁 |
| 阴虚 | 肝阴虚 | | 头眩晕，耳鸣，目干畏光，视物昏花，急躁易怒，筋惕肉瞤，面潮红，舌干红，脉弦细数 | 滋阴养肝 | 补肝汤 | 当归、熟地黄、白芍、川芎、酸枣仁、木瓜、麦冬、甘草。选加菊花、钩藤、女贞子、川楝子 |
| 阴虚 | 肾阴虚 | | 发脱齿摇，眩晕耳鸣或聋，口干咽痛，潮热颧红，遗精腰酸，两足痿弱，舌光绛干，脉沉细 | 滋养肾阴 | 左归丸 | 山药、山茱萸、熟地黄、枸杞、菟丝子、牛膝、龟板、鹿角胶。选加龙骨、牡蛎、金樱子、紫河车 |

## 内伤发热

| 证型 | 病因病机 | 主证 | 治法 | 主方 | 药物 |
|---|---|---|---|---|---|
| 肝郁 | 情志抑郁，肝失条达，气郁化火，或恼怒过度，肝火内盛而致发热 | 时觉身热，心烦易怒，胸胁胀闷，头胀口苦，多梦易醒，月经不调，苔黄脉弦 | 疏肝清热 | 丹栀逍遥散 | 牡丹皮、栀子、柴胡、白芍、当归、茯苓、白术、甘草。选加黄芩、龙胆草、川楝子、郁金 |

续表

| 证型 | 病因病机 | 主　　证 | 治法 | 主方 | 药　　物 |
|---|---|---|---|---|---|
| 瘀血 | 瘀血停积，气血郁遏不通，而致发热 | 下午或夜间发热，口干不多饮，身有固定痛处或瘀块，甚则肌肤甲错，唇青面黑，舌紫或有瘀斑，脉细涩 | 活血祛瘀 | 血府逐瘀汤 | 牛膝、柴胡、枳实、桔梗、甘草、桃仁、红花、当归、生地黄、赤芍、川芎。选加土鳖虫、大黄、牡丹皮 |
| 食滞 | 食积停滞，郁而化热 | 发热不甚，脘闷呕恶，嗳腐吞酸，腹痛泄泻，泻下不畅或恶臭，苔浊腻，脉滑 | 消食导滞 | 香连化滞丸 | 木香、黄连、青皮、陈皮、厚朴、枳实、黄芩、当归、白芍、槟榔、滑石、甘草 |
| 阴虚 | 阴液亏损，不能制火，阳气偏盛而致发热 | 午后或夜间潮热，手足心热，骨蒸颧红，心烦盗汗，失眠多梦，口干便秘，尿黄少，舌红少苔，有裂纹，脉细数 | 滋阴清热 | 清骨散 | 银柴胡、胡黄连、秦艽、鳖甲、地骨皮、青蒿、知母、甘草。选加生地黄、玄参、熟地黄 |
| 阳虚 | 阳气不足，阴寒内盛，格阳于外，虚阳外越，而见发热 | 发热而形寒怯冷，面白头晕，嗜卧，腰酸，舌胖有齿印，苔白润，脉沉细弱 | 温补肾阳 | 金匮肾气丸 | 肉桂、附子、熟地黄、山药、山茱萸、泽泻、茯苓、牡丹皮 |
| 气虚 | 脾虚气陷，中焦虚寒，虚阳外越而见热象 | 发热在劳倦后发作或加重，头晕乏力，自汗恶风，易感冒，食少便溏，舌淡脉虚 | 甘温除热 | 补中益气汤 | 人参、黄芪、白术、甘草、升麻、柴胡、陈皮、当归 |

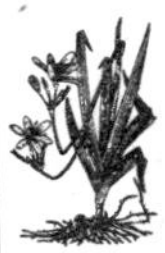



# 昏迷

| 证型 | | | 病因病机 | 主证 | 治法 | 主方 | 药物 |
|---|---|---|---|---|---|---|---|
| 闭证 | 热闭 | 热入心包 | 邪热入营，内陷心包，闭阻清窍 | 神昏高热，或身热夜甚，烦躁谵语，面赤气粗，或有抽搐，尿赤，舌绛而干，苔黄或焦，脉细数 | 清心开窍 | 清营汤 | 犀角、玄参、麦冬、生地黄、丹参、黄连、金银花、连翘、竹叶心。选加石菖蒲、郁金、羚羊角、钩藤、石决明、安宫牛黄丸、至宝丹、紫雪丹 |
| | | 热结胃肠 | 外感六淫，化热入里，热结胃肠，传导失司，邪热蒸迫，神明逆乱 | 神昏谵语，躁扰，发热便结，腹胀硬满，口燥，苔焦黄起刺，脉沉实 | 通腑泄热 | 大承气汤 | 枳实、厚朴、大黄、芒硝。选加生地黄、玄参、石菖蒲 |
| | | 热动肝风 | 邪热亢盛，热极生风，风火相煽，上扰清阳 | 高热烦躁，头痛眩晕，面红目赤，昏迷，牙关紧闭，项强肢搐，或口眼㖞斜，半身不遂，舌绛干，脉弦数 | 凉肝息风开窍 | 羚角钩藤汤 | 羚羊角、钩藤、竹茹、茯神、川贝母、甘草、菊花、生地黄、白芍、桑叶。送服紫雪丹或安宫牛黄丸。虚风内动者，用三甲复脉汤加石菖蒲、郁金 |
| | 痰闭 | 痰湿内阻 | 饮食不节，损伤脾胃，聚湿生痰，痰湿上蒙清窍 | 胸闷腹胀，食减面晦，渐至昏迷，安静不热，喉有痰声，呕恶，苔腻白或灰，脉沉滑或濡缓 | 化痰开窍 | 涤痰汤 | 半夏、陈皮、茯苓、甘草、枳实、天南星、人参、竹茹、石菖蒲。送服苏合香丸 |

续表

| 证型 | | | 病因病机 | 主证 | 治法 | 主方 | 药物 |
|---|---|---|---|---|---|---|---|
| 闭证 | 痰闭 | 痰火上蒙 | 痰热素盛，或痰湿郁久化火，痰火上蒙清窍 | 发热气粗痰鸣，痰黄黏稠，便秘尿赤，躁扰如狂，渐至昏迷，舌红苔黄腻，脉滑数 | 清热化痰开窍 | 黄连温胆汤 | 半夏、陈皮、茯苓、枳实、甘草、黄连、竹茹。送服至宝丹。狂躁便秘者，加礞石滚痰丸 |
| | | 浊阴上逆 | 脾肾阳虚，湿浊内阻，浊阴上逆，蒙蔽清窍 | 面白或黯，头晕呕恶，食少腹胀，畏寒肢冷，浮肿尿少，大便不爽，嗜睡渐昏，舌淡胖，苔白腻，脉沉缓或沉迟 | 温补脾肾 泄浊开窍 | 温脾汤 | 人参、附子、大黄、甘草。送服苏合香丸。选加干姜、吴茱萸、肉桂、泽泻、半夏、生姜、茯苓 |
| | 浊闭 | 卒冒秽浊 | 感受秽浊之气，气机郁闭，清窍闭塞 | 闷乱腹胀，卒然昏迷，口噤或妄言，面清肢冷，脉沉细微或忽大忽小 | 芳香辟秽 利气开窍 | 芳香辟秽汤 | 藿香、佩兰、蔻仁、薏苡仁、滑石、白芥子、郁金、杏仁、厚朴。送服玉枢丹 |
| 脱证 | 亡阴 | | 吐下、汗出或热病伤阴，阳失承制，神明逆乱，而致昏迷 | 昏迷汗出，面赤身热，唇舌干红，脉虚数 | 救阴固脱 | 生脉散 | 人参、麦冬、五味子。选加山茱萸、黄精、龙骨、牡蛎。阴损及阳者，用地黄饮子加减 |

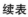

续表

| 证型 | | 病因病机 | 主证 | 治法 | 主方 | 药物 |
| --- | --- | --- | --- | --- | --- | --- |
| 脱证 | 亡阳 | 久病不愈，或阴损及阳，元阳衰微，行将脱绝 | 神昏面白，目合口开，鼻鼾息微，手撒肢厥，大汗淋漓，二便自遗，唇舌淡润，甚则口唇青紫，脉微欲绝 | 回阳救逆 | 参附汤 | 人参、附子 |

## 湿阻、百合病

| 证型 | | 病因病机 | 主证 | 治法 | 主方 | 药物 |
| --- | --- | --- | --- | --- | --- | --- |
| 湿阻 | 湿困脾胃 | 久居湿地，或冒雨涉水，外湿入侵，或过食生冷、瓜果、肥甘，损伤脾胃，湿从内生，湿邪阻滞，脾失健运，发为本病 | 头重肢困，胸闷腹胀，纳减，口黏淡或甜，苔白腻，脉濡滑 | 芳香化湿 | 藿香正气散 | 藿香、茯苓、白芷、白术、紫苏、甘草、桔梗、半夏、厚朴、大腹皮、陈皮。选加佩兰、山楂、神曲、苍术 |
| | 湿热中阻 | 外感湿热，或湿邪阻滞，湿从热化，湿热蕴蒸 | 口黏苦纳呆，胸闷腹胀，渴不思饮，尿赤，低热，苔黄腻，脉濡数 | 清热化湿 | 连朴饮 甘露消毒丹 | 黄连、厚朴、芦根、豆豉、栀子、半夏、石菖蒲。连翘、射干、滑石、川贝母、木通、石菖蒲、藿香、薄荷、白豆蔻、茵陈、黄芩 |

续表

| 证型 | | 病因病机 | 主证 | 治法 | 主方 | 药物 |
|---|---|---|---|---|---|---|
| 湿阻 | 脾虚湿阻 | 素体脾虚，复感湿邪，或湿阻日久，脾胃受损，致脾虚湿阻 | 面萎神倦，肢重脘闷，纳差厌油，便溏或泻，舌胖淡苔薄腻，脉濡缓 | 健脾化湿 | 香砂六君子汤 | 木香、砂仁、半夏、陈皮、党参、白术、茯苓、甘草。选加葛根、藿香、黄芪、扁豆 |
| 百合病 | | 热病大病后余热不去，或情志不遂，气郁化火伤及心肺之阴，致气血不能营养百脉，百脉俱病 | 欲食不能食，食或有美时，或有恶闻食臭时，常默然，欲卧不能卧，欲行不能行，如寒无寒，如热无热，口苦尿赤，舌尖红，脉微数。尿时头痛者病重 | 滋养心肺兼清气血 | 百合地黄汤 | 百合、生地黄。选加滑石、天花粉、牡蛎、知母、乌药、代赭石、鸡子黄 |

## 痧　证

| 证型 | 病因病机 | 主证 | 治法 | 主方 | 药物 |
|---|---|---|---|---|---|
| 暑秽 | 久曝烈日，暑邪袭入，阻闭胸腹气机，上扰清窍而发 | 卒然头晕闷乱，眩冒欲绝，或四肢麻木，或呕恶腹胀 | 祛暑开窍 | 雷氏芳香化浊法 | 先针刺十宣、少商，泄其邪热<br>陈皮、厚朴、半夏、大腹皮、佩兰、荷叶、藿香。病急重者先服玉枢丹，或取嚏开窍 |

续表

| 证型 | 病因病机 | 主证 | 治法 | 主方 | 药物 |
|---|---|---|---|---|---|
| 寒湿 | 生冷伤脾，或寒湿直中太阴，阻滞中焦而致 | 突然头晕胸闷，恶心腹痛，四肢麻木，唇甲青紫，甚则身上两肘两腘等处青筋暴露 | 散寒除湿开窍 | 藿香正气散 | 藿香、茯苓、白芷、白术、紫苏、甘草、桔梗、半夏、厚朴、大腹皮、陈皮。加菖蒲、郁金急重者，加痧疫回春丹0.2克，温开水送下 |
| 秽浊 | 空气浑浊或入荒冢、地窖、矿井等秽毒之地，秽浊邪毒侵入人体，气机阻闭，气血逆乱而成 | 猝然腹痛闷乱，全身胀痛，唇甲青紫，甚至昏倒 | 开窍辟秽解毒 | 痧疫回春丹 | 苍术、郁金、沉香、丁香、木香、麝香、雄黄、蟾酥、朱砂<br>同时针曲池、少商，刺血泄毒 |
| 注意 | 1. 应立即将病人移至安静和空气清爽处。禁服酒、热汤和甜酸食物，可服稍冷的淡盐开水。2. 胸闷烦者可行刮痧、扯痧：先用凉水轻拍病人颈部两侧或手足内弯处，再用手指扯之；或用光滑瓷器，涂以清油刮之，至出现紫红痧斑，则病可缓解。3. 病缓后饮食宜清淡，勿过量。4. 预防：少食生冷，夏季勿过分贪凉，多饮淡盐水或金银花代茶饮，有发病征兆时，及时服十滴水、金灵丹、玉枢丹、行军散等药 | | | | |

# 风　温

| 证型 | | 病因病机 | 主　证 | 治法 | 主方 | 药　物 |
|---|---|---|---|---|---|---|
| 邪入卫分 | 风邪袭肺 | 温热病毒多从上受，肺位最高，邪必先伤。本型感邪较轻，仅见肺气失宣而咳嗽，它证轻微 | 咳嗽，身不甚热，口微渴 | 辛凉轻透　宣肺解表 | 桑菊饮 | 桑叶、菊花、芦根、连翘、桔梗、杏仁、甘草、薄荷。选加天花粉、黄芩、知母 |
| | 风温客表 | 风温袭表，卫气被郁，肺气失宣 | 发热头痛，微恶风寒，有汗或无汗，咳嗽，口微渴，舌边尖红，苔薄白，脉浮数 | 辛凉解表　清热透邪 | 银翘散 | 金银花、连翘、荆芥穗、薄荷、牛蒡子、竹叶、甘草、芦根、淡豆豉、桔梗 |
| 邪入气分 | 热郁胸膈 | 湿邪初入气分，郁阻胸膈，既不能外出达表，又不里传阳明 | 身热，心烦懊侬，起卧不安，舌苔微黄 | 轻清宣气　透邪外达 | 栀子豉汤 | 栀子、淡豆豉。选加薄荷、天花粉、黄芩、黄连、半夏、瓜蒌、大黄、芒硝、枳实 |
| | 邪热壅肺 | 风温病邪入里化热，邪热壅肺，肺失宣降 | 身热烦渴，汗出喘咳，苔黄脉数 | 清热平喘 | 麻杏石甘汤 | 麻黄、杏仁、石膏、甘草。选加葶苈子、川贝母、黄芩 |

**续表**

| 证型 | | | 病因病机 | 主证 | 治法 | 主方 | 药物 |
|---|---|---|---|---|---|---|---|
| 邪入气分 | | 阳明热炽 | 邪传阳明，里热亢盛 | 大热，大烦，大汗，大渴，脉洪大，苔黄燥 | 辛寒清气 甘寒救阴 | 白虎汤 | 石膏、知母、甘草、粳米。选加人参、苍术、麦冬、蔗汁、羚羊角、钩藤 |
| 邪入气分 | | 热结肠道 | 邪热与肠内糟粕互结，成阳明腑实证 | 午后潮热，时有谵语，大便秘结，或时下稀水，腹痛拒按，苔黄燥，脉沉实 | 泻热通腑 | 调胃承气汤 | 大黄、芒硝、甘草。选加枳实、厚朴、生地黄、玄参、黄连、赤芍 |
| 邪入营血 | 气血两燔 | 气血俱热 | 邪热由气分进入营血分，气血同病 | 高热烦渴，发斑衄血，舌绛苔黄干，脉数或细数 | 清热凉血 | 化斑汤 | 石膏、知母、甘草、粳米、犀角、玄参。选加金银花、生地黄、大青叶、白茅根、紫雪丹 |
| 邪入营血 | 气血两燔 | 火毒充斥 | 热邪充斥表里内外，呈全身性重证 | 高热头剧痛，神昏谵语，骨节痛，吐衄血，斑疹鲜红或紫黑，舌绛苔焦，脉洪数或六脉沉细数 | 清火解毒凉血 | 清瘟败毒饮 | 石膏、知母、栀子、黄芩、连翘、黄连、牡丹皮、赤芍、玄参、犀角、甘草、生地黄、桔梗、竹叶。加小蓟、钩藤 |

续表

| 证型 | | 病因病机 | 主证 | 治法 | 主方 | 药物 |
|---|---|---|---|---|---|---|
| 邪入营血 | 热灼营阴 | 邪热入营，营阴耗损 | 身热夜甚，心烦躁扰，时有谵语，斑疹隐隐，口反不甚渴，舌红绛无苔，脉细数 | 凉血养阴透热转气 | 清营汤 | 犀角、玄参、麦冬、生地黄、丹参、黄连、金银花、连翘、竹叶心 |
| 邪入营血 | 热陷心包 | 邪热由肺卫逆传心包，或由气分传来。邪热内陷，灼液为痰，痰热闭阻包络 | 身灼热，心烦，神昏谵语，或昏迷不语，舌謇肢厥 | 清心开窍豁痰 | 清宫汤 | 玄参心、莲心、竹叶心、连翘心、犀角尖、麦冬。送服安宫牛黄丸或至宝丹、紫雪丹 |
| 邪入营血 | 热深动血 | 热入血分，侵扰心神，迫血妄行 | 高热谵狂，斑疹紫黑，吐、衄、便血，舌深绛，脉细数 | 凉血解毒 | 犀角地黄汤 | 犀角、生地黄、赤芍、牡丹皮。选加大小蓟、白茅根、玄参、大青叶、紫雪丹 |
| 邪入营血 | 血分瘀热 | 热血互结，瘀热内阻 | 夜热躁谵，时昏时醒，口干欲漱水不欲咽，舌紫晦，脉涩细数 | 凉血解毒散瘀 | 犀地清络饮 | 犀角、生地黄、赤芍、牡丹皮、桃仁、白茅根、连翘、灯芯、竹沥、姜汁、石菖蒲汁 |
| 邪入营血 | 热动肝风 | 热极生风 | 壮热头痛，手足躁扰，甚至狂乱，角弓反张，舌红苔燥，脉弦数 | 凉肝息风 | 羚角钩藤汤 | 羚羊角、钩藤、竹茹、茯神、川贝母、甘草、菊花、生地黄、白芍、桑叶。选加紫雪丹 |

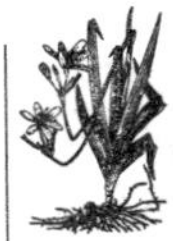



**续表**

| 证型 | | 病因病机 | 主证 | 治法 | 主方 | 药物 |
|---|---|---|---|---|---|---|
| 后期伤阴 | 阴伤热炽 | 余热未尽，阴液已伤 | 心烦不得卧，痉厥，身热，舌红苔黄，脉细数 | 清热育阴 | 黄连阿胶汤 | 黄连、阿胶、黄芩、鸡子黄、白芍。选加麦冬、生地黄、夜交藤 |
| | 热伏阴分 | 温病后期，余邪深伏阴分，见证较轻但久延不解 | 夜热早凉，热退无汗，能食形瘦，舌红少苔，脉弦数 | 养阴透热 | 青蒿鳖甲汤 | 青蒿、鳖甲、牡丹皮、生地黄、知母。选加地骨皮、银柴胡、胡黄连 |
| | 肾阴欲竭 | 下焦真阴耗损，邪少虚多 | 低热不退，消瘦颧红，手足心灼热，口干舌燥，或神倦，咽痛耳聋，舌绛，脉细数或虚大 | 滋阴清热 | 加减复脉汤<br>一甲复脉汤<br>救逆汤 | 地黄、阿胶、麦冬、白芍、炙甘草、麻仁。便溏者，去麻仁加牡蛎，汗多欲脱者，加龙骨、人参 |
| | 阴虚风动 | 肾阴虚亏，水不涵木，筋脉失养，肝风内动 | 低热口干，手足蠕动，甚或瘈疭，心中憺憺大动，舌绛无苔，脉虚，甚或欲脱 | 养阴平肝息风 | 二甲复脉汤<br>三甲复脉汤<br>大定风珠 | 加减复脉汤（见上）加牡蛎、鳖甲。肢蠕者用上方加龟板，肝风将盛者用；上方加五味子、鸡子黄，已瘈疭者用 |

# 湿　温

| 证型 | | | 病因病机 | 主证 | 治法 | 主方 | 药物 |
|---|---|---|---|---|---|---|---|
| 湿热遏阻卫气 | | | 太阴内伤，湿饮停聚，客邪再至，内外相引，郁于卫、气 | 头痛恶寒，身重疼痛，身热不扬，午后热甚，胸闷不饥，口淡不渴，面色淡黄，苔白腻，脉濡缓 | 宣肺化湿清热 | 三仁汤 | 杏仁、蔻仁、薏苡仁、竹叶、厚朴、滑石、半夏、通草。选加藿香、泽泻、赤茯苓 |
| 邪在气分 | 郁阻胸膈 | | 湿热由卫分初入气分，郁阻上焦胸膈 | 身热，心烦懊侬，脘闷，不饥不食，苔腻，或黄白相兼，脉濡 | 芳香宣化轻清泄热 | 三香汤 | 香豉、降香、郁金、枳壳、桔梗、瓜蒌皮、栀子 |
| | 湿蒙心包 | | 湿热郁阻气分，湿被热蒸，酿湿成痰，蒙蔽心包 | 身热，神情淡漠，时或昏谵，苔黄垢腻，脉滑数 | 清热化湿豁痰开蔽 | 菖蒲郁金汤 | 石菖蒲、郁金、菊花、牡丹皮、竹沥、姜汁、山栀、滑石、竹叶、连翘、牛蒡子、玉枢丹。可加苏合香丸 |
| | 留阻半表半里 | 邪伏膜原 | 湿浊偏盛，阻于膜原，困遏阳气 | 寒热如疟，寒甚热微，身痛有汗，手足沉重，呕逆胀满，苔白厚浊，脉缓不弦 | 宣透膜原达邪外出 | 雷氏宣透膜原法 | 黄芩、槟榔、草果、藿香、厚朴、生姜、半夏 |

续表

| 证型 | | | 病因病机 | 主证 | 治法 | 主方 | 药物 |
|---|---|---|---|---|---|---|---|
| 邪在气分 | 留阻半表半里 | 邪留少阳 | 邪阻少阳三焦，气化失司，水道不利 | 寒热起伏，胸闷脘痞，腹胀，溲短，苔腻 | 分消走泄<br>清热涤饮 | 黄连温胆汤 | 黄连、半夏、陈皮、茯苓、甘草、枳实、竹茹 |
| | 郁阻脾胃 | 湿热俱盛 | 湿热郁阻中焦，脾胃升降失常 | 脘腹痞满，烦闷呕恶，身热口渴，苔黄腻 | 辛开苦降<br>清利湿热 | 王氏连朴饮 | 黄连、厚朴、芦根、豆豉、栀子、半夏、石菖蒲。选加黄芩、滑石、藿香、木通 |
| | 郁阻脾胃 | 湿重热轻 | 外感时令之湿与内伤水谷之湿互结中焦，脾胃升降失司 | 脘腹胀满，大便不爽；脘闷便溏，身痛苔白；脘闷苔黄；苔白滑，脉缓；脘闷便泄 | 清热，温中化湿，运脾燥湿<br>芳化湿浊，化湿通络，化湿 | 一加减正气散<br>二加减正气散<br>三加减正气散<br>四加减正气散<br>五加减正气散 | 以藿香、厚朴、陈皮、茯苓加下列药而成<br>神曲、麦芽、杏仁、茵陈、大腹皮。防己、豆卷、通草、薏苡仁。杏仁、滑石。神曲、草果、楂肉。苍术、大腹皮、谷芽 |
| | | 湿轻热重 | 阳明热盛，兼太阴脾湿 | 高热口渴，汗多尿短，脘痞身重 | 辛寒清气佐以燥湿 | 白虎加苍术汤 | 石膏、知母、甘草、粳米、苍术 |

**续表**

| 证型 | | | 病因病机 | 主证 | 治法 | 主方 | 药物 |
|---|---|---|---|---|---|---|---|
| 邪在气分 | 郁阻肠道 | 泌别失司 | 湿阻下焦，小肠失于分清泌浊 | 热蒸头胀，小便不通，渴不多饮，苔白腻 | 利湿清热 | 茯苓皮汤 | 茯苓皮、猪苓、薏苡仁、通草、淡竹叶、大腹皮 |
| | | 湿郁气结 | 湿热久羁，肠道气机痹阻，传导不行 | 神识如蒙，少腹硬满，大便不通，苔垢腻 | 宣通气机 清化湿浊 | 宣清导浊汤 | 猪苓、茯苓、寒水石、蚕砂、皂荚子 |
| | | 湿热积滞 | 湿热与积滞交阻肠道 | 身热不退，胸脘痞满，腹痛，大便溏而不爽，苔黄浊 | 清热化湿 导滞缓下 | 枳实导滞丸 | 枳实、大黄、黄芩、黄连、茯苓、白术、泽泻、神曲（轻下频下至邪尽为止） |
| | 郁发白痦 | | 湿热留恋气分不解，郁蒸肌表 | 发热身痛，有汗不解，胸脘痞闷欲呕，苔黄滑腻，胸腹等处发出白痦 | 清泄湿热 透邪外达 | 薏苡竹叶散 生脉散 | 薏苡仁、竹叶、滑石、白豆蔻、连翘、茯苓、通草。人参、麦冬、五味子（枯痞用） |
| 邪入营血 | 内陷心包 | | 邪留气分不解，湿邪化燥，内陷心包 | 身热，神昏肢厥，苔腻，舌绛 | 清心开窍 化湿 | 清宫汤加减 | 犀角尖、连翘心、玄参心、竹叶心、金银花、赤小豆皮，送服至宝丹或紫雪丹 |

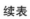

续表

| 证型 | | | 病因病机 | 主证 | 治法 | 主方 | 药物 |
|---|---|---|---|---|---|---|---|
| 邪入营血 | 损伤肠络 | | 湿热化燥，深入营血，损伤阴络 | 灼热烦躁,大便下血,舌绛 | 凉血解毒 | 犀角地黄汤 | 犀角、生地黄、白芍、牡丹皮。选加连翘、紫草、茜草根。气随血脱者用独参汤,继用黄土汤 |
| 后期 | 胃阴受损 | | 湿温后期，热伤胃阴 | 不饥纳少,唇干便秘，舌红少苔,脉细略数 | 甘寒养胃<br>甘淡实脾 | 沙参麦门冬汤 | 沙参、麦冬、扁豆、玉竹、天花粉、甘草、桑叶。选加荷叶、粳米、厚朴花、山药、谷芽 |
| 后期 | 湿邪伤阳 | 脾肾阳虚 | 湿温后期，湿胜阳虚 | 头晕心悸，神倦畏寒,小便不利，肢肿足甚，舌淡脉沉弱 | 温阳利水 | 真武汤 | 茯苓、白术、白芍、生姜、附子 |
| 后期 | 湿邪伤阳 | 阳虚欲脱 | 病久不愈，津气大伤，心肾阳虚，阳气将亡 | 久病不愈，骤然腹泻，或便血不止，腹痛肢厥，面白神昏，汗出黏冷，脉微欲绝 | 回阳固脱 | 参附汤 | 人参、附子。本证多预后不佳，应中西医结合及时抢救 |

# 温　疫

| 证型 | | | 病因病机 | 主证 | 治法 | 主方 | 药物 |
|---|---|---|---|---|---|---|---|
| 热疫 | 热盛期 | 热毒充斥 | 久旱之年，疫疠热毒乘虚而入，先传肺胃二经，热毒外窜经络，内壅脏腑，上蒙心包而发 | 发病急，身大热，头痛如劈，目昏胀，骨节烦痛，腰痛如被杖，口干尿赤，或谵狂发斑，舌红苔黑，脉洪数或沉数 | 清热解毒 | 清瘟败毒饮 | 石膏、知母、栀子、黄芩、黄连、连翘、牡丹皮、赤芍、玄参、犀角、甘草、生地黄、桔梗、竹叶。浓煎频服 |
| | | 疫毒内伏 | 感邪太重，疫毒深伏于里，热深厥深 | 面青昏迷，身热肢厥，头痛如劈，头汗如雨，寒战腹痛，吐泻不得，舌绛苔焦，脉伏 | 泻热解毒 | 十全苦寒救补汤 | 石膏、知母、黄柏、黄连、黄芩、芒硝、大黄、厚朴、枳实、犀角。大剂浓煎频服 |
| | 恢复期 | 余热扰心 | 高热之后，心血耗损，余热未尽，内扰心神 | 心悸多言，虚烦不眠，尿赤痛，舌红脉细数 | 清热养阴，宁心安神 | 加味导赤散 | 生地黄、竹叶、甘草、木通、莲心、麦冬、朱灯芯。选加黄连、黄柏、竹茹、牛黄清心丸 |
| | | 热留胃肠 | 高热之后，胃阴受劫，余热羁留，肠道燥结 | 食少困倦，便燥尿黄，口干舌燥，脉虚数，舌红少苔 | 养阴清热，润肠通便 | 增液汤 | 玄参、麦冬、生地黄。选加党参、山楂、麦芽、谷芽、白芍、大黄、芒硝 |

续表

| 证型 | | | 病因病机 | 主证 | 治法 | 主方 | 药物 |
|---|---|---|---|---|---|---|---|
| 湿热疫 | 初期 | 邪遏膜原 | 涝年阴湿秽浊弥漫，湿毒乘虚从口鼻而入，伏于膜原而发 | 始憎寒壮热，后高热不退，头疼身痛，胸腹满胀，尿深黄，舌红苔白腻，或厚如积粉，脉数 | 宣行透气膜化原湿 | 达原饮 | 槟榔、草果、知母、厚朴、甘草、白芍、黄芩。选加菊花、青蒿、姜汁、滑石、大黄 |
| | 中期 | 邪传阳明 | 感邪较重，疫毒不解，或失治误治，膜原疫邪化燥内传，燔炽于阳明气分 | 壮热烦渴，大汗出，舌苔黄，脉洪大而数 | 清泄阳明经热 | 白虎汤 | 石膏、知母、甘草、粳米。选加天花粉、白茅根、生地黄、紫雪丹。腑实者，用大承气汤 |
| | 后期 | 余热伤阴 | 高热退后，余热未尽，津燥未复 | 持续发热，两目干涩，口燥咽干，尿黄，舌红无苔，脉细数无力 | 清热养阴 | 柴胡清燥养营汤 | 黄芩、知母、天花粉、生地黄、当归、柴胡、白芍、陈皮、甘草。选加青蒿、竹茹、黄连 |
| | | 脾胃气虚 | 脾胃素虚之人，疫热退后，即露虚象 | 不思饮食，形衰气短，肢倦面黄，舌淡白，脉弱 | 补益脾胃 | 四君子汤 | 人参、茯苓、白术、甘草。选加陈皮、半夏、藿香、砂仁、炮姜 |

# 温　毒

| 证型 | | 病因病机 | 主证 | 治法 | 主方 | 药物 |
|---|---|---|---|---|---|---|
| 大头瘟 | | 气候反常，风毒侵袭，阴亏热盛之人，风毒上冲头面而发 | 初起发热恶寒，头面红肿疼痛，或咽痛，继则但热不寒而渴，头面肿痛加剧，耳聋，苔黄脉滑数 | 疏风透邪　清热解毒 | 普济消毒饮加减 | 甘草、玄参、连翘、板蓝根、马勃、牛蒡子、薄荷、僵蚕、桔梗、青蒿、龙胆草、知母、地龙。外敷野菊花、蒲公英、夏枯草 |
| 烂喉痧 | 疫毒初入 | 疫疠热毒从口鼻而入，肺胃受病，病毒上冲咽喉，外窜肌肤而发 | 初起发热恶寒，咽喉红肿疼痛，或腐烂，肌肤丹痧隐隐，舌鲜红，苔白干，脉浮数 | 透表泄热解毒 | 银翘马勃散 | 金银花、连翘、马勃、射干、牛蒡子。选加板蓝根、僵蚕、玄参、薄荷、青果、天花粉。外用冰硼散吹喉。应隔离治疗至愈 |
| | 毒燔气血 | 邪已离表，由气分渐入营血，为重险之候 | 咽喉肿烂，阻塞不通，身热汗多，烦渴，丹痧密布，红晕如斑，舌绛苔黄干，脉数 | 泄热解毒　凉血救阴 | 清瘟败毒饮 | 连翘、黄连、牡丹皮、赤芍、玄参、犀角、甘草、生地黄、桔梗、竹叶、石膏、知母、栀子、黄芩。锡类散吹喉 |
| | 余毒伤阴 | 恶候虽减，余邪留恋，阴液已亏 | 咽喉腐烂疼痛，壮热已除，午后仍热，丹痧渐消，舌干绛，脉细数 | 养阴清热 | 清咽养营汤 | 西洋参、生地黄、茯神、麦冬、白芍、天冬、天花粉、玄参、知母、甘草。选加桑白皮、百合 |

# 暑　温

| 证型 | | 病因病机 | 主证 | 治法 | 主方 | 药物 |
|---|---|---|---|---|---|---|
| 邪在卫分 | 暑热伤肺 | 暑热较轻，伤于肺卫 | 身热汗出，口渴，咳嗽、微恶寒，苔薄白，脉数 | 清热宣肺 | 雷氏清宣金脏法 | 牛蒡子、川贝母、马兜铃、杏仁、瓜蒌皮、桔梗、桑叶、枇杷叶 |
| | 暑热袭表 | 暑热上受，直犯肌表 | 头胀痛，发热微恶寒，汗出口渴，尿黄，身倦，苔白滑，脉浮大 | 辛凉透表，清解涤暑 | 雷氏清凉涤暑法 | 滑石、甘草、青蒿、扁豆、连翘、茯苓、通草、西瓜翠衣 |
| | 暑兼寒湿 | 夏月伤暑，复因乘凉饮冷，暑为寒湿所遏 | 头痛身热，恶寒无汗，身形拘急，脘闷心烦，苔薄腻 | 解表散寒，化湿涤暑 | 新加香薷饮 | 香薷、厚朴、金银花、连翘、扁豆花。选加黄连 |
| 邪在气分 | 暑入阳明 | 卫分不解，传入气分，或暑邪较重，径入阳明，胃热炽盛 | 高热，大渴大汗，头痛心烦神倦，面赤气粗，苔干黄，脉虚大 | 清热涤暑，益气生津 | 白虎加人参汤 | 石膏、知母、甘草、粳米、人参。选加荷梗、竹叶、西瓜翠衣、麦冬 |
| | 暑秽 | 暑湿秽浊交阻于中，困遏气机，蒙蔽清窍 | 头胀痛，胸脘痞闷，烦躁呕恶，肤热有汗，甚至神昏耳聋 | 清暑化浊，辟秽开窍 | 雷氏芳香化浊法 | 藿香叶、佩兰、陈皮、半夏、大腹皮、厚朴、鲜荷叶。神昏者先用通关散、玉枢丹 |

续表

| 证型 | | 病因病机 | 主证 | 治法 | 主方 | 药物 |
|---|---|---|---|---|---|---|
| 邪入营血 | 暑犯包络 | 冒暑劳作，暑邪直犯包络，发为暑厥 | 猝然昏倒，不省人事，不声不语，牙噤或口张，身热肢厥，气粗似喘，脉洪大或滑数 | 清心开窍 | 安宫牛黄丸或紫雪丹 | 成药。针刺人中、十宣等穴泄热，神清后再进清营解暑剂清余邪。内闭引起外脱者，用生脉散加附子、龙骨、牡蛎 |
| | 热甚动风 | 暑热偏盛，热极生风，发为暑风 | 高热昏谵，项强肢搐，甚至角弓反张，舌绛，脉弦数 | 清热息风 | 羚角钩藤汤 | 羚羊角、钩藤、竹茹、茯神、川贝母、甘草、菊花、生地黄、白芍、桑叶。选加石膏、全蝎、僵蚕、紫雪丹 |
| | 暑伤肺络 | 受暑太过，暑邪灼伤肺络，发为暑瘵 | 咳嗽痰血，或咯血、喷血，烦热口渴，或喘，神昏，脉芤或细数无力 | 清热止血 泻火解毒 | 清瘟败毒饮 | 石膏、知母、栀子、黄芩、黄连、连翘、牡丹皮、赤芍、玄参、犀角、甘草、生地黄、桔梗、竹叶。选加三七、安宫牛黄丸。气脱者，用生脉散 |
| | 暑伤心肾 | 暑温日久，伤及心肾，肾水亏于下，心火亢于上 | 心热烦躁，消渴，舌绛苔黄燥 | 养阴清热 | 连梅汤 | 黄连、阿胶、生地黄、麦冬、乌梅。神昏者，先服紫雪丹 |

# 秋　燥

| 证型 | | 病因病机 | 主证 | 治法 | 主方 | 药物 |
|---|---|---|---|---|---|---|
| 温燥 | 燥伤肺卫 | 初秋炎热，燥邪偏热，属温燥。温燥初起，邪袭肺卫 | 发热微恶寒，头痛少汗，咳嗽少痰，咽干鼻燥，口渴，舌红苔白，右脉数大 | 辛凉润肺 | 桑杏汤 | 桑叶、杏仁、沙参、香豉、象贝、栀皮、梨皮。选加牛蒡子、黄芩、桔梗、麦冬、葶苈子、桑白皮 |
| | 燥伤肺津 | 肺脏燥热郁而化火，灼伤肺阴 | 发热气喘，干咳无痰，鼻燥咽干，烦渴，胸胁痛，甚至咳血，舌边尖红，苔干黄，脉细数 | 清肺润燥 | 清燥救肺汤 | 甘草、麦冬、胡麻仁、桑叶、石膏、人参、杏仁、枇杷叶、阿胶。选加川贝母、生地黄、白茅根 |
| 凉燥 | | 深秋已凉，燥邪偏寒，属凉燥。凉燥初起，邪犯肺卫 | 发热恶寒，头痛无汗，鼻塞咽干唇燥，咳嗽痰稀，舌白，脉浮弦 | 辛开温润 | 杏苏散 | 杏仁、苏叶、甘草、桔梗、陈皮、枳壳、生姜、半夏、大枣、茯苓、前胡 |

# 二、妇科疾病

## 月经不调

| 证型 | | | 病因病机 | 主证 | 治法 | 主方 | 药物 |
|---|---|---|---|---|---|---|---|
| 月经先期 | 血热 | 实热 | 素体阳盛或过食辛热，热迫血行，冲任不固 | 月经提前，量多色深质稠，面赤口干心烦，尿黄便结，舌红苔黄，脉滑数 | 清热凉血 | 清经散 | 黄柏、牡丹皮、白芍、青蒿、地骨皮。选加生地黄、玄参、知母、黄连、续断 |
| | | 虚热 | 久病失血伤阴，阴虚则阳盛，虚热迫血，冲任不固 | 月经先期，量少色红质稠，颧红，手足心热，舌红少苔，脉细数 | 养阴清热 | 两地汤 | 生地黄、地骨皮、玄参、麦冬、阿胶、白芍 |
| | | 肝郁化热 | 情志抑郁，郁而化火，火热迫经 | 经行先期，不畅，量多或少，色红或紫，乳房、胸胁、小腹胀痛，口苦烦渴，苔薄黄，脉弦数 | 疏肝清热 | 丹栀逍遥散 | 牡丹皮、栀子、柴胡、白芍、当归、茯苓、白术、甘草、薄荷。选加香附、青皮、益母草 |

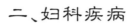

**续表**

| 证型 | | 病因病机 | 主证 | 治法 | 主方 | 药物 |
|---|---|---|---|---|---|---|
| 月经先期 | 气虚 | 饮食劳倦，伤及心脾，气虚不能统血 | 月事提前，量多色淡质清，心悸神疲气短，食少便溏，小腹空坠，舌淡苔薄，脉弱 | 益气摄血 | 归脾汤 | 白术、黄芪、远志、木香、人参、酸枣仁、甘草、当归、茯神、龙眼肉。选加龙骨、牡蛎、升麻、血余炭 |
| 月经愆期 | 肝郁 | 抑郁愤怒，肝气逆乱，疏泄失常，冲任不调，血海蓄溢失常 | 经期时先时后，经量时多时少，行经不畅，胸、乳、少腹胀痛，郁闷嗳气食少，苔薄白，脉弦 | 舒肝健脾 养血调经 | 逍遥散 | 柴胡、白芍、当归、茯苓、白术、甘草、薄荷、煨姜。选加泽兰、桃仁、山药、砂仁 |
| 月经愆期 | 肾虚 | 素体肾虚，或房劳、多孕，损伤冲任，肾失闭藏，血海蓄溢失常 | 经来时先时后，量少色淡，头晕耳鸣，腰酸腹坠，便溏，夜尿多，舌淡苔薄，脉沉弱 | 补肾气调冲任 | 固阴煎 | 人参、熟地黄、山药、山茱萸、菟丝子、远志、五味子、炙甘草。加肉桂、附子、补骨脂 |
| 月经后期 | 血寒 实寒 | 行经之际过食生冷或外感寒邪，血为寒凝 | 经期延后，色黯量少，少腹冷痛，得热痛减，畏寒肢冷面白，苔薄白，脉沉紧 | 温经行滞 | 温经汤 | 人参、甘草、当归、白芍、桂心、莪术、川芎、牛膝、牡丹皮。选加姜炭、艾叶炭、五灵脂 |

**续表**

| 证型 | | 病因病机 | 主证 | 治法 | 主方 | 药物 |
|---|---|---|---|---|---|---|
| 月经后期 | 血寒 虚寒 | 素体阳虚血少，冲任虚寒，血海不能按期而满 | 经期延后，色淡量少质清，小腹绵痛，喜热喜按，腰酸，尿清便溏，舌淡苔白，脉沉迟无力 | 养血温经 扶阳散寒 | 大营煎 | 枸杞、当归、甘草、熟地黄、肉桂、杜仲、牛膝。选加人参、巴戟、补骨脂、鸡血藤 |
| | 血虚 | 久病体虚，失血或劳倦伤脾，化源不足，营血衰少，冲任血虚，血海不满 | 经期延后，量少色淡质清，眩晕心悸少寐，面白或黄，舌淡苔少，脉虚细 | 益气养血 | 人参养营汤 | 人参、黄芪、当归、白芍、熟地黄、桂心、陈皮、白术、茯苓、五味子、远志、甘草、生姜、大枣 |
| | 气滞 | 素多抑郁，气滞不宣，血行不畅，冲任受阻 | 月经延后，量少色黯有块，小腹胀痛，胸乳作胀，脉弦或涩 | 开郁行气 活血调经 | 加味乌药汤 | 乌药、砂仁、木香、延胡索、香附、槟榔、甘草。选加当归、川芎 |
| 经期延长 | 气虚 | 素体脾虚或劳倦伤脾，脾不统血，冲任不固 | 月经淋漓不净，色淡质清，神倦纳少便溏，心悸少寐，舌淡苔薄，脉缓弱 | 益气健脾 温经止血 | 当归汤 | 白术、黄芪、远志、木香、人参、酸枣仁、甘草、当归、茯神、龙眼。加姜炭、乌贼骨、棕榈炭 |

**续表**

| 证型 | | 病因病机 | 主证 | 治法 | 主方 | 药物 |
|---|---|---|---|---|---|---|
| 经期延长 | 血热 | 阴虚内热，热扰冲任，血海不宁，经血淋漓难净 | 经行不净，量少色红，颧红，手足心热，口干，舌红少苔，脉细数 | 养阴清热 | 固经丸 | 黄柏、白芍、香附、黄芩、龟板、樗根皮。去香附、黄芩，加熟地黄、地骨皮 |
| 月经过多 | 气虚 | 气虚下陷，冲任不固，经血失约 | 月经量多，色淡质清，面白气短乏力，小腹空坠，舌淡苔薄白，脉弱 | 补气升阳摄血举陷 | 举元煎 | 人参、升麻、黄芪、白术、甘草。选加阿胶、艾叶、炮姜炭、乌贼骨、茜草炭 |
| | 血热 | 素体热盛，或肝郁化火，或过服热药，热迫血行而月经过多 | 经来量多，色深质稠，或有血块，腹痛烦渴，尿黄便结，舌红苔黄，脉滑数 | 清热凉血 | 保阴煎 | 生地黄、熟地黄、黄芩、黄柏、白芍、山药、续断、甘草。选加地榆、槐花、益母草 |
| 月经过少 | 血虚 | 病后血亏，或脾虚不生血，冲任失养，血海不充，致经行量少 | 经来量少色淡，或点滴即净，小腹空痛，眩晕怔忡，面萎黄，舌淡脉细 | 益气养血 | 人参滋血汤 | 人参、山药、茯苓、当归、熟地黄、白芍、川芎。选加枸杞、山茱萸、菟丝子 |
| | 肾虚 | 先天肾气不足，或房劳多产损伤冲任，血海不充，故经来量少 | 月经量少，色鲜或淡，腰酸膝软，足跟痛，头晕耳鸣，舌淡脉沉细 | 滋补肝肾养血调经 | 当归地黄饮 | 当归、熟地黄、山茱萸、杜仲、牛膝、山药、甘草。选加巴戟、覆盆子、菟丝子、枸杞 |

续表

| 证型 | 病因病机 | 主证 | 治法 | 主方 | 药物 |
|---|---|---|---|---|---|
| 血瘀 | 瘀血内停，经脉受阻，血行不畅，月经量少 | 经量少，紫黑有块，腹痛拒按，排块痛减，舌紫黯有瘀点，脉弦或涩 | 活血行瘀 | 桃红四物汤 | 桃仁、红花、当归、熟地黄、白芍、川芎。加香附、乌药、鸡血藤 |

## 痛　经

| 证型 | 病因病机 | 主证 | 治法 | 主方 | 药物 |
|---|---|---|---|---|---|
| 气滞血瘀 | 郁怒伤肝，肝气郁滞，气血不利，冲任受阻，经血滞于胞中而痛 | 经前或经期小腹胀痛，行经不畅，量少色黯有血块，或如腐肉片，块下痛减，胸乳胀痛，舌紫有瘀点，脉沉弦 | 理气活血 逐瘀止痛 | 膈下逐瘀汤 | 牡丹皮、赤芍、延胡索、乌药、桃仁、红花、五灵脂、川芎、枳壳、当归、甘草、香附。选加生地黄 |
| 寒湿凝滞 | 感寒游泳，或坐卧湿地，寒湿伤于下焦，客于胞宫，经血为寒湿所凝，运行不畅而痛 | 经前或经行小腹冷痛，腰脊疼痛，得热痛减，经量少，色黯有块，畏寒便溏，苔白腻，脉沉紧 | 温经化瘀 散寒利湿 | 少腹逐瘀汤 | 小茴、干姜、官桂、赤芍、川芎、当归、五灵脂、蒲黄、没药、延胡索。选加苍术、茯苓 |

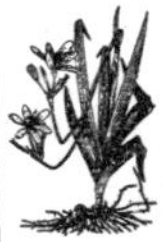



续表

| 证型 | 病因病机 | 主　　证 | 治法 | 主方 | 药　　物 |
|---|---|---|---|---|---|
| 气血虚弱 | 素体虚弱或病后气血亏损，行经后血海空虚，胞脉失养而痛，或阳弱经行涩滞而痛 | 经期或经后小腹绵痛喜按，经色淡质清，面白神倦，舌淡苔薄，脉虚细 | 益气养血 | 圣愈汤 | 人参、黄芪、当归、熟地黄、白芍、川芎。加香附、甘草 |
| 肝肾亏虚 | 素体肾虚，或多产房劳伤及肝肾，精亏血少，经后血海空虚，胞脉失养，致小腹虚痛 | 经后小腹隐痛，经来色淡量少，腰膂酸楚，头晕耳鸣，舌淡脉沉细 | 调补肝肾 | 调肝汤 | 山药、阿胶、当归、白芍、山茱萸、巴戟、甘草。选加杜仲、续断、小茴、郁金、桑螵蛸 |
| 单验方 | 1. 痛经散：当归12克，川芎6克，丹参15克，五灵脂9克，香附9克，蒲黄9克，白芍9克，桃仁9克，九香虫4.5克。共研末，经前3天或经期服，每日2次，每次9克。也可水煎服。2. 干益母草30克，红糖适量，水煎服 | | | | |

# 闭　经

| 证型 | 病因病机 | 主　　证 | 治法 | 主方 | 药　　物 |
|---|---|---|---|---|---|
| 肝肾不足 | 先天肾气不足，天癸未充，或多产房劳，伤及肝肾，精亏血少，冲任失养，而致经闭 | 闭经，头晕耳鸣，腰膝酸软，颧红潮热，五心烦热，汗出口干，或面黯，舌淡或红，苔少，脉弦细或细涩 | 滋补肝肾 养血调经 | 归肾丸 | 熟地黄、杜仲、菟丝子、枸杞、当归、山茱萸、山药、茯苓。选加龟板、阿胶、鸡血藤、巴戟、紫河车、鹿角霜、麦冬、百合 |

续表

| 证型 | 病因病机 | 主证 | 治法 | 主方 | 药物 |
|---|---|---|---|---|---|
| 气血虚弱 | 失血、虫疾或脾虚，致气血两虚，月经渐致量少而闭 | 月经由后期量少渐闭，面色苍白或萎黄，怔忡短气，神倦肢软，或食少便溏，唇舌淡，脉细弱 | 益气扶脾 养血调经 | 八珍汤 | 人参、白术、茯苓、甘草、当归、熟地黄、白芍、川芎。选加泽兰、茺蔚子、牛膝、柏子仁 |
| 气滞血瘀 | 郁怒伤肝，肝气郁结，气滞血涩，或经期、产后感寒，血为寒凝，冲任受阻而致经闭 | 闭经，郁闷烦躁易怒，胸胁胀满，少腹胀痛或拒按，舌紫黯有瘀点，脉沉弦或沉涩 | 行气活血 | 血府逐瘀汤 | 牛膝、柴胡、枳实、桔梗、甘草、桃仁、红花、当归、生地黄、赤芍、川芎 |
| 痰湿阻滞 | 胖人多痰，或脾阳失运，聚湿生痰，痰湿阻于冲任，胞脉闭塞而致闭经 | 经闭，体胖倦怠，胸胁满闷，呕恶痰多，带多色白，苔腻，脉滑 | 燥湿祛痰 活血通经 | 苍附导痰汤 | 苍术、香附、半夏、陈皮、茯苓、甘草、天南星、枳壳、生姜。加当归、川芎 |
| 验方 | 1. 益母草 60 克，红糖适量，水煎服。2. 红花 9 克，黑豆 90 克，红糖 60 克，水煎服。3. 当归 9 克，益母草 30 克，水煎服 | | | | |

## 经行吐衄

| 证型 | 病因病机 | 主证 | 治法 | 主方 | 药物 |
|---|---|---|---|---|---|
| 肝经郁火 | 平素情志抑郁，肝气怫逆日久，相火内盛，火炎气逆，迫血上溢 | 经前或经期吐血、衄血，量较多，色红，心烦易怒，或见两胁胀痛，口苦咽干，头晕耳鸣，尿黄便结，月经可见提前、量少或不行，舌红苔黄，脉多弦数 | 疏肝清热 降逆止血 | 清肝引经汤 | 当归、白芍、生地黄、牡丹皮、栀子、黄芩、川楝子、茜草、白茅根、牛膝、甘草 |
| 肺肾阴虚 | 素体阴亏阳旺，虚火迫血妄行，或素嗜辛香燥烈之品，冲任蕴热，经行之时，冲气较盛，火随血动，灼肺伤津，血络受损，而为吐、衄 | 经期或经后吐血、衄血，量少色黯红，平素可见头晕耳鸣，手足心热，两颧潮红，潮热，咳嗽，咽干口渴，月经多先期量少，舌红或绛，苔花剥或无苔，脉多细数 | 滋阴润肺 清热凉血 | 顺经汤 | 当归、熟地黄、沙参、白芍、茯苓、牡丹皮、黑荆芥。加牛膝 |

## 月经前后诸证

| 证型 | 病因病机 | 主证 | 治法 | 主方 | 药物 |
|---|---|---|---|---|---|
| 肝郁气滞 | 情志不畅，肝失条达，气机不利，血行不畅，经前胁胀；或肝郁化火，上扰清窍；或肝木犯脾而现诸证 | 经前乳房乳头胀痛，甚至不能触衣，或见小腹胀满疼痛连及胸胁，烦躁易怒，舌苔正常，脉多弦 | 疏肝理气 活血通络 | 柴胡疏肝散 | 柴胡、白芍、甘草、川芎、香附、陈皮。加当归、川楝子、郁金、路路通（或丝瓜络）。乳痛有块者，加橘核、王不留行。头痛口干苦、经行发热者，加牡丹皮、栀子、石决明、夏枯草。脾虚肝旺、腹痛必泻者，用痛泻要方：白术、陈皮、防风、白芍 |

续表

| 证型 | 病因病机 | 主　　证 | 治法 | 主方 | 药　　物 |
|---|---|---|---|---|---|
| 脾肾阳虚 | 素体脾虚，经期血盈冲任，脾虚，水湿不化，下注而泻，或水湿泛溢而肿。肾虚火不生土，其症则更剧 | 经前经期面目四肢浮肿，或经行泄泻，纳少脘腹胀满，或腰腿酸软，身倦无力，苔白滑，脉沉或沉弱 | 温肾健脾 | 健固汤 | 党参、白术、茯苓、薏苡仁、巴戟。或用参苓白术散加补骨脂 |
| 血虚肝旺 | 素体血虚，经期阴血下注血海，肝亦失养，可致阳亢头痛失眠，或血不养经而身痛 | 经前、经期或经后烦躁失眠，头晕头痛，巅顶尤剧，身体疼痛，舌淡或偏红，脉多弦细或弦细数 | 养血柔肝 | 杞菊地黄汤 | 枸杞、菊花、熟地黄、山药、山茱萸、泽泻、茯苓、牡丹皮。加当归、白芍、石决明、刺蒺藜、酸枣仁 |

# 绝经前后诸证

| 证型 | 病因病机 | 主　　证 | 治法 | 主方 | 药　　物 |
|---|---|---|---|---|---|
| 肾阴虚 | 天癸将竭，冲任亏虚，肾精不足，阴虚阳旺而见诸证。本型最多见 | 头晕耳鸣，失眠多梦，心烦易怒，烘热汗出，五心烦热，腰膝酸软，皮肤感觉异常，经乱量少，口干便结，尿少色黄，情志失常，舌红少苔，脉细数 | 滋阴柔肝 育阴潜阳 | 左归饮 | 山药、山茱萸、熟地黄、枸杞、茯苓、甘草。选加制首乌、龟板、龙骨、牡丹皮、天麻、牛膝、远志、酸枣仁、茯神、丹参、麦冬、五味子 |

续表

| 证型 | 病因病机 | 主证 | 治法 | 主方 | 药物 |
|---|---|---|---|---|---|
| 肾阳虚 | 肾阳亏虚，命火不足，经脉失于温养，脏腑失于温煦，功能失常，发为诸证 | 面晦神靡，形寒肢冷，纳差，腹胀便溏，或面浮肢肿，尿频清长或失禁，舌淡苔薄，脉沉细弱 | 温肾扶阳 | 右归丸 | 山药、山茱萸、附子、肉桂、杜仲、枸杞、菟丝子、鹿角胶、当归、熟地黄。选加人参、补骨脂、仙茅、仙灵脾、肉豆蔻 |
| 验方 | 二仙汤：仙茅 15 克，仙灵脾 9 克，当归 9 克，巴戟 9 克，黄柏 4.5 克，知母 4.5 克。阴阳俱虚者用 | | | | |

## 带 下 病

| 证型 | 病因病机 | 主证 | 治法 | 主方 | 药物 |
|---|---|---|---|---|---|
| 脾虚 | 饮食劳倦，伤及脾气，脾虚水湿不化，流注下焦，伤及任脉而为带下 | 带下色白或淡黄，质稠不臭，绵绵不断，面晄白或萎黄，肢冷神倦，纳少便溏，两足跗肿，舌淡苔白或腻，脉缓弱 | 健脾益气 升阳除湿 | 完带汤 | 柴胡、车前子、白芍、甘草、人参、陈皮、黑芥穗、苍术、山药、白术。选加杜仲、菟丝子、香附、艾叶、金樱子、龙骨、牡蛎、黄柏、乌贼骨、白果 |
| 肾虚 | 素体肾虚，或多产房劳伤肾，肾阳不足，带脉失约，任脉不固而致带下 | 白带清冷，量多质稀，终日不断，腹冷腰酸，尿频清长夜甚，便溏，舌淡苔薄白，脉沉迟 | 温肾培元 固涩止带 | 内补丸 | 鹿茸、菟丝子、附子、肉桂、桑螵蛸、肉苁蓉、沙苑子、白蒺藜、黄芪、紫菀茸。选加肉豆蔻 |

续表

| 证型 | 病因病机 | 主证 | 治法 | 主方 | 药物 |
|---|---|---|---|---|---|
| 湿毒 | 经行、产后或术后，湿毒乘虚内侵，损伤任带，蕴而化热，秽浊下流 | 带下量多臭秽，黄绿如脓，或带血，或浑如米泔，阴中瘙痒，小腹痛，口苦咽干，尿短赤，舌红苔黄，脉数 | 清热解毒 除湿止带 | 止带方 | 茵陈、赤芍、泽泻、茯苓、猪苓、牡丹皮、黄柏、牛膝、车前子、栀子。选加金银花、连翘、蒲公英 |
| 验方 | 1. 鸡冠花 30 克，金樱子 15 克，白果 10 个，水煎服。2. 金樱子 30 克，水煎服，或和猪膀胱，或和冰糖炖服 | | | | |

## 恶阻

| 证型 | 病因病机 | 主证 | 治法 | 主方 | 药物 |
|---|---|---|---|---|---|
| 脾胃虚弱 | 脾胃素虚，受孕后经血不泄，冲气特盛，上逆犯胃，胃失和降，随冲气上逆而呕；或脾虚不运，痰湿内停中脘，冲气夹痰湿上逆而呕恶 | 妊娠以后，恶心呕吐不食，或呕吐清涎，神倦思睡，舌淡苔白，脉缓滑无力 | 健脾和胃 降逆止呕 | 香砂六君子汤 | 党参、白术、茯苓、甘草、半夏、陈皮、木香、砂仁、生姜、大枣。选加竹茹 |
| 肝胃不和 | 胃气素虚，孕后血聚养胎，肝失所养，肝气偏旺，或恚怒伤肝，肝失疏泄，肝气夹冲气上逆犯胃而呕 | 妊娠初期，呕吐酸水或苦水，胸满胁痛，嗳气叹息，头胀而晕，烦渴口苦，舌淡红，苔微黄，脉弦滑 | 抑肝和胃 降逆止呕 | 苏叶黄连汤 | 苏叶、黄连。选加半夏、陈皮、竹茹、乌梅、沙参、石斛 |

续表

| 证型 | 病因病机 | 主证 | 治法 | 主方 | 药物 |
|---|---|---|---|---|---|
| 气阴两虚 | 呕而不止，饮食少进，致气阴两亏，为重证 | 久呕或剧呕，甚至呕出带血物，食少神靡，形瘦肢乏，目眶下陷，双目无神，发热口渴，尿少便秘，唇舌干燥，舌红苔薄黄而干或光剥，脉细滑数无力 | 益气养阴 和胃止呕 | 生脉散合增液汤 | 人参、麦冬、五味子、玄参、生地黄。选加陈皮、竹茹、天花粉<br>经治无效，或见体温升高，脉搏增快，黄疸等者，应及时中止妊娠 |

## 妊娠心烦

| 证型 | 病因病机 | 主证 | 治法 | 主方 | 药物 |
|---|---|---|---|---|---|
| 阴虚 | 阴血素亏，孕后血聚养胎，阴血更加不足，致心火偏亢，神明不安 | 妊娠心烦，坐卧不宁，或午后潮热，手足心热，口干咽燥，干咳不渴，或渴不多饮，尿短黄，舌红，苔薄黄而干，或无苔，脉细数而滑 | 清热养阴 安神除烦 | 人参麦冬散 | 人参、麦冬、茯苓、黄芩、知母、生地黄、炙甘草、竹茹。加莲心 |
| 痰火 | 素有痰饮，停滞胸中，孕后阳气偏盛，阳盛则热，痰热相搏，上干心肺，而致烦闷 | 妊娠心中烦闷，头晕心悸，胸脘满闷，恶心呕吐，苔黄腻，脉滑数 | 清热涤痰 | 竹沥汤 | 竹沥、麦冬、黄芩、茯苓、浙贝母 |

续表

| 证型 | 病因病机 | 主证 | 治法 | 主方 | 药物 |
|---|---|---|---|---|---|
| 肝郁 | 忧思郁怒，肝气郁滞，木火上逆，损及心神 | 妊娠数月，心烦不安，两胁胀痛，舌红，苔薄黄而干，脉弦数而滑 | 疏肝解郁 清热除烦 | 丹栀逍遥散加味 | 柴胡、白芍、茯苓、白术、甘草、薄荷、山栀、淡豆豉、黄芩、牡丹皮 |

## 妊娠失音、妊娠咳嗽

| 证型 | 病因病机 | 主证 | 治法 | 主方 | 药物 |
|---|---|---|---|---|---|
| 妊娠失音 | 声出于肺，根于肾，发于舌本。肾阴素虚者，孕后阴血养胎，肾阴更虚，不能上荣舌本，而致失音 | 妊娠八九月，声音嘶哑，甚或不能出声，咽喉干燥，有时颧红，头晕耳鸣，掌心灼热，心悸而烦，大便干燥，小便短赤，舌红苔花剥，脉细数 | 滋肾益阴 壮水制火 | 六味地黄丸 | 熟地黄、山药、山茱萸、泽泻、茯苓、牡丹皮。加沙参、麦冬。若肺热夹痰火，咳脓痰，咽燥，宜滋阴润肺，去泽泻、山茱萸，加瓜蒌子、芦根、桔梗、川贝母。外感失音者，按内科处理 |
| 妊娠咳嗽 | 素体阴虚，肺阴不足，孕后血养胎元，阴血更亏，阴亏则虚火上炎，灼肺伤津，肺失清肃而咳 | 孕中咳嗽，日久不止，干咳少痰，甚者痰中带血，头晕目眩，手足心热，咽干口燥，两颧红赤，午后身有微热，舌红少苔或薄黄而干，脉细数而滑 | 养阴润肺 止嗽安胎 | 百合固金汤 | 生地黄、熟地黄、麦冬、贝母、百合、当归、白芍、生甘草、玄参、桔梗。选加桑叶、阿胶、黑芝麻、炙百部、仙鹤草、白茅根、款冬花、冰糖。外感和痰饮咳嗽者，按内科处理 |

## 妊娠小便淋痛、妊娠小便不通

| 证型 | | 病因病机 | 主证 | 治法 | 主方 | 药物 |
|---|---|---|---|---|---|---|
| 妊娠小便淋痛 | 心火偏亢 | 素体阳旺，孕后血养胎元，阴不上承，心火偏亢，移热小肠，传入膀胱，或因过食肥甘辛热，蕴热引动心火，致小便淋痛 | 妊娠期间，尿少色深黄，艰涩而痛，面赤心烦，甚者口舌生疮，舌红欠润，少苔或无苔，脉细数 | 泻火通淋 | 导赤散 | 竹叶、甘草梢、木通、生地黄。加玄参、麦冬 |
| | 湿热下注 | 摄生不慎，湿热内侵，蕴结膀胱，灼伤津液，致小便淋痛 | 妊娠期间突感尿黄频急，艰涩灼热刺痛，面垢黄，口干不多饮，胸闷食少，舌红苔黄腻，脉滑数 | 清热利湿通淋 | 加味五淋散 | 黑栀子、赤茯苓、当归、白芍、黄芩、甘草梢、泽泻、生地黄、车前子、木通、滑石（此方慎用） |
| | 阴虚 | 素体阴虚，孕后肾精养胎，阴亏更甚，阴亏则火旺，移热于膀胱，致小便淋痛 | 妊娠数日，尿少色深黄，频涩灼热刺痛，消瘦颧红，午后潮热，手足心热，心烦不寐，大便不畅，舌红苔薄黄干，脉细滑数 | 养阴通淋 | 知柏地黄汤 | 知母、黄柏、熟地黄、山药、山茱萸、泽泻、茯苓、牡丹皮。加五味子、麦冬、车前草 |

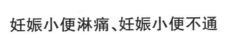

续表

| 证型 | | 病因病机 | 主证 | 治法 | 主方 | 药物 |
|---|---|---|---|---|---|---|
| 妊娠小便不通 | 气虚 | 素体中气不足，无力举胎，孕后胎儿渐大，下压膀胱，溺不得出 | 孕期尿闭，或频数量少，小腹胀急疼痛，面白神倦，短气懒言，舌淡苔薄白，脉虚缓滑 | 益气升陷举胎 | 益气导溺汤 | 党参、白术、茯苓、扁豆、桂枝、炙升麻、乌药、通草、桔梗 |
| | 肾虚 | 素体肾虚，孕后肾气愈虚，系胞无力，胎压膀胱，或肾虚不能化气行水，致尿不通 | 孕期尿频不畅，继则不通，小腹胀满而痛，坐卧不宁，畏寒肢冷，腰腿酸软，舌淡苔薄，脉沉滑弱 | 温肾扶阳 化气行水 | 肾气丸 | 干地黄、山药、山茱萸、泽泻、茯苓、桂枝、巴戟、菟丝子 |

## 妊娠腹痛

| 证型 | 病因病机 | 主证 | 治法 | 主方 | 药物 |
|---|---|---|---|---|---|
| 虚寒 | 阳虚之人，孕后肾阳亦虚，阳虚则阴寒内盛，使子脏寒，血凝气滞，致小腹冷痛 | 妊娠期间，小腹冷痛，面色㿠白，形寒肢冷，纳少便溏，舌淡苔薄白，脉沉弱 | 暖宫止痛 养血安胎 | 胶艾汤 | 阿胶、艾叶、当归、干地黄、白芍、川芎、甘草。加杜仲、巴戟、补骨脂 |
| 血虚 | 素体血虚，孕后血聚养胎，阴血更感不足，血少则气行不利，以致胞脉受阻，因而腹痛 | 妊娠小腹绵绵作痛，按之痛减，面色萎黄，头晕目眩，心悸怔忡，舌淡红，苔薄，脉细滑 | 养血行气 缓急止痛 | 当归芍药散 | 当归、白芍、川芎、茯苓、白术。选加鸡血藤、熟地黄、枸杞、黄芪 |

续表

| 证型 | 病因病机 | 主证 | 治法 | 主方 | 药物 |
| --- | --- | --- | --- | --- | --- |
| 气郁 | 肝藏血，喜条达，孕后血聚于下以养胎，肝血更虚，肝气易郁，肝郁则气滞，气滞则血涩，以致胞脉受阻而痛 | 孕后胸腹胀满疼痛，两胁尤甚，嗳气吐酸，烦躁易怒，苔薄腻，脉弦滑 | 舒肝解郁 理气行滞 | 逍遥散 | 柴胡、白芍、当归、茯苓、白术、甘草、煨姜、薄荷。加苏梗 |

## 妊 娠 肿 胀

| 证型 | 病因病机 | 主证 | 治法 | 主方 | 药物 |
| --- | --- | --- | --- | --- | --- |
| 脾虚 | 脾气素弱，或饮食劳倦伤脾阳，土不制水，水湿停聚，泛溢四肢及全身 | 妊娠数月，面目四肢或全身浮肿，肤色淡黄或㿠白，皮薄光亮，按之凹陷不起，胸闷气短懒言，口淡食少便溏，舌胖嫩有齿印，苔薄白或腻，脉缓滑无力 | 健脾行水 | 全生白术散 | 白术（蜜炙）、茯苓皮、大腹皮、生姜皮、陈皮。加砂仁 |
|  | 脾虚而水停胞中者，为胎水肿满，与羊水过多相似 | 妊娠晚期，腹部在短期内异常肿大，胸闷喘逆，唇颊青紫，纳少腹胀，下肢、外阴甚至全身水肿，尿少，舌淡苔薄润，脉沉滑 | 健脾渗湿 养血安胎 | 千金鲤鱼汤 | 鲤鱼、白术、生姜、白芍、当归、陈皮、茯苓。阳虚者，酌加肉桂 |

续表

| 证型 | 病因病机 | 主证 | 治法 | 主方 | 药物 |
| --- | --- | --- | --- | --- | --- |
| 肾虚 | 素体肾虚，孕后阴血聚下，有碍肾阳敷布，不能化气行水，且肾为胃之关，肾阳不布，则关门不利，水聚而泛溢为肿 | 孕后数月，面浮肢肿，下肢尤甚，按之没指，心悸气短，腰酸足冷，舌淡苔白润，脉沉细 | 化气行水 | 真武汤 | 茯苓、白术、白芍、生姜、附子。可以桂枝易附子，以免其毒伤胎 |
| 气滞 | 素多忧郁，气机不畅，孕四月后，胎体渐大，有碍气机升降，遂致气滞肿胀 | 孕三月，脚先肿，渐及于腿，皮色不变，随按随起，头晕头痛，胸闷胁胀，食少，苔薄腻，脉弦滑 | 理气行滞 健脾行水 | 天仙藤散合四苓散 | 天仙藤、香附、陈皮、甘草、乌药、生姜、木瓜、紫苏叶、茯苓、猪苓、白术、泽泻。选加大腹皮、桑白皮、苏梗 |

## 先兆流产

| 证型 | 病因病机 | 主证 | 治法 | 主方 | 药物 |
| --- | --- | --- | --- | --- | --- |
| 气血虚弱 | 素体不足，或病后体弱，气血不足，气虚不载胎，血虚不养胎而致胎漏、胎动不安 | 孕后胎动下坠，少量下血，色淡质稀，面白神倦，心悸气短，腰酸腹胀，舌淡苔薄白，脉细滑无力 | 益气养血 固肾安胎 | 胎元饮 | 人参、当归、杜仲、白芍、熟地黄、白术、陈皮、甘草。加黄芪、阿胶 |

续表

| 证型 | 病因病机 | 主证 | 治法 | 主方 | 药物 |
| --- | --- | --- | --- | --- | --- |
| 肾虚 | 先天肾气不足，或孕后不节房事，或堕胎小产数伤肾气，肾虚则冲任不固，胎失所系，致胎动不安或滑胎 | 妊娠期中，腰酸腹坠，或见阴道下血，头晕耳鸣，小便频数，甚至失禁，或者屡次堕胎，舌淡苔白，脉沉弱 | 固肾安胎 佐以益气 | 寿胎丸 | 菟丝子、桑寄生、续断、阿胶。加党参、白术、益智仁多次滑胎者，用泰山磐石散：人参、黄芪、白术、甘草、当归、熟地黄、白芍、川芎、续断、黄芩、砂仁、糯米。有孕后每隔三五日进一剂，服至屡次堕胎月份 |
| 血热 | 素体热盛，或孕后得热病，热扰血海，迫血妄行，损伤胎气而致胎漏、胎动不安 | 孕后胎漏下血，色鲜红，或胎动下坠，烦热口干，或有潮热，尿黄便秘，舌红苔黄干，脉滑数或弦数 | 滋阴清热 养血安胎 | 保阴煎 | 生地黄、熟地黄、黄芩、黄柏、白芍、续断、甘草、山药。选加苎麻根、阿胶、菟丝子、桑寄生 |
| 外伤 | 跌仆闪挫，或劳力过度，损伤气血，影响冲任，以致不能载胎养胎而胎动不安 | 妊娠受伤，胎动下坠，腰酸腹胀，胎漏下血，舌正常，脉滑无力 | 益气养血 固摄安胎 | 圣愈汤 | 人参、黄芪、当归、熟地黄、白芍、川芎。选加菟丝子、续断、桑寄生、艾叶炭、阿胶 |

续表

| 证型 | 病因病机 | 主证 | 治法 | 主方 | 药物 |
|---|---|---|---|---|---|
| 注意：胎漏、胎动不安经治后一般能继续妊娠，治而无效者可发展为堕胎(怀孕在3月以内者)、小产(3月以后，胎儿已成形者)，西医叫自然流产。可见胎漏、胎动不安、堕胎、小产是同一疾病的不同发展阶段。如在堕胎或小产后，下次怀孕，仍如期而堕，或屡孕屡堕，达3次以上者，称滑胎，今称习惯性流产。在自然流产中，若发生不全流产，则可因大出血而导致休克，应及时抢救治疗 | | | | | |

## 胎 气 上 逆

| 病因病机 | 主证 | 治法 | 主方 | 药物 |
|---|---|---|---|---|
| 脾胃素虚，或肝郁犯脾，胎体渐长，阻碍气机，升降失常，致胎气上逆 | 妊娠胸腹胀闷，痞塞不舒，呼吸不畅，食后更甚，坐卧不安，甚至胸胁胀满疼痛，呼吸急促，烦躁不安，苔薄黄，脉弦滑 | 疏肝扶脾 理气行滞 | 紫苏饮 | 紫苏、陈皮、大腹皮、白芍、当归、川芎、人参、甘草。加黄芩 |

## 难 产、产 后 血 晕

| 证型 | | 病因病机 | 主证 | 治法 | 主方 | 药物 |
|---|---|---|---|---|---|---|
| 难产 | 气血虚弱 | 产妇素体虚弱，正气不足，或产时用力过早，耗气伤力，或临产胞水早破，浆干血竭，以致难产 | 阵痛微弱，宫缩时间短，间歇长，产程进展慢，或下血量多色淡，面白神疲，心悸气短，舌淡苔薄，脉虚大或沉细弱 | 大补气血 | 蔡松汀难产方 | 黄芪(蜜炙)、当归、茯神、党参、龟板(醋炙)、川芎、白芍(酒炒)、枸杞。只顿服头煎 |

续表

| 证型 | | 病因病机 | 主证 | 治法 | 主方 | 药物 |
|---|---|---|---|---|---|---|
| | 气滞血瘀 | 临产过度紧张，心怀忧惧，或产前安逸过度，致气血不行；或感寒邪，气血凝滞而成难产 | 腰腹痛剧，宫缩间歇不匀，产程进展慢，或下血暗红量少，精神紧张，胸脘胀闷欲呕，舌黯红，苔正常或腻，脉弦大而至数不匀 | 理气活血 化瘀催产 | 催生饮 | 当归、川芎、大腹皮、枳壳、白芷。加益母草。难产经上述治疗后产程进展仍慢，疗效差者，必要时应手术助产 |
| | 验方 | 保产无忧方：当归4.5克，川芎4.5克，白芍3.6克，生黄芪2.4克，厚朴2.1克，羌活1.5克，菟丝子3克，川贝母3克，枳壳1.8克，蕲艾2.1克，甘草1.5克，荆芥穗2.4克，生姜3片。虚甚加人参。本方为安胎妙剂，怀孕6～7月服之，能使胎气安和；临产服可催生；用于纠正胎位效亦佳。一般每日或隔日一剂，10剂为1个疗程。药后胎动往往有不同程度的增加 | | | | |
| 产后血晕 | 血虚气脱 | 平素血虚气弱，复因产后失血过多，以致营阴下夺，气随血脱，心神失养而晕 | 产后阴道出血量多，突然昏晕，面色苍白，心悸，愦闷不适，渐至昏不知人，甚则四肢厥冷，冷汗淋漓，舌淡无苔，脉微欲绝或浮大而虚 | 益气固脱 | 独参汤 | 人参。选加附子、炮姜炭。可先针刺人中、中冲，促其苏醒。抢救的同时应查明出血原因，对症治疗，迅速止血 |

## 产后腹痛、产后大便难

| 证型 | | 病因病机 | 主证 | 治法 | 主方 | 药物 |
|---|---|---|---|---|---|---|
| 产后腹痛 | 血虚 | 产时伤血，冲任空虚，胞脉失养，或因血少气弱，运行无力，致血流不畅，迟滞而痛 | 产后小腹隐隐作痛，喜按，恶露量少色淡，头晕耳鸣，便燥，舌质淡红，苔薄，脉虚细 | 补血益气 | 肠宁汤 | 当归、熟地黄、阿胶、人参、山药、甘草、续断、麦冬、肉桂。选加肉苁蓉<br>面色苍白、腹痛、畏寒喜热者，属虚寒证，用当归、生姜、羊肉炖汤治之 |
| | 血瘀 | 产后感寒，寒邪乘虚侵入胞脉，血为寒凝，或情志不畅，肝气郁结，气滞则血瘀，恶露当下不下，而致腹痛 | 产后小腹疼痛拒按，或得热减，恶露量少，紫黯有块，涩滞不畅，或胸胁胀痛，面青肢冷，舌黯苔白滑，脉沉紧或弦涩 | 活血散寒止痛 | 生化汤 | 白芍、川芎、桃仁、黑姜、炙甘草，用黄酒、童便各半煎服或水煎服。选加益母草、枳壳、乌药、广木香 |
| | 验方 | 1. 干姜粉 1.5 克，红糖 25 克，开水冲服。2. 山楂 25 克，红糖 25 克，益母草 50 克，水煎服。3. 益母草 50 克，红糖适量，水煎服 | | | | |

续表

| 证型 | | 病因病机 | 主证 | 治法 | 主方 | 药物 |
|---|---|---|---|---|---|---|
| 产后大便难 | 血虚津亏 | 分娩失血，营血骤虚，津液亏耗，不能濡润肠道，致肠燥便难；或阴虚火旺，灼伤津液，肠失滋润，致大便燥结 | 产后大便干燥，数日不解，或解时艰涩难下，但腹无胀痛，饮食如常，面色萎黄，皮肤不润，舌淡苔薄，脉虚涩 | 养血润燥 | 四物汤 | 当归、熟地黄、白芍、川芎。加肉苁蓉、柏子仁、生首乌、火麻仁。阴虚火旺者，加玄参、麦冬；气血两虚者，加杏仁、郁李仁、党参、黄芪 |

## 产后排尿异常

| 证型 | 病因病机 | 主证 | 治法 | 主方 | 药物 |
|---|---|---|---|---|---|
| 气虚 | 素体肺气不足，产时耗气伤血，肺气更虚，不能通调水道，致小便不利 | 产后小便不通，小腹胀急，少气懒言，四肢无力，面色少华，舌淡苔少，脉缓弱 | 补益通利 | 补中益气汤 | 黄芪、人参、白术、甘草、柴胡、陈皮、当归。加桔梗、通草、茯苓<br>尿频不禁者，宜益气固涩，用补中益气汤加益智仁、金樱子 |
| 肾虚 | 元气素虚，产时复伤气血，致肾气不固，膀胱气化失职而排尿异常 | 产后小便不通，小腹胀满而痛，面色晦暗，腰膝酸软，舌淡苔润，脉沉细而迟 | 补肾温阳 化气行水 | 肾气丸 | 干地黄、山药、山茱萸、泽泻、茯苓、牡丹皮、桂枝、附子。加巴戟、菟丝子<br>尿频失禁者，用本方加桑螵蛸、覆盆子、补骨脂 |

续表

| 证型 | 病因病机 | 主　　证 | 治法 | 主方 | 药　　物 |
|---|---|---|---|---|---|
| 产伤 | 接生不慎，或难产手术损伤膀胱，膀胱失约，致排尿异常 | 排尿淋漓不断，或夹有血丝，舌正常，脉缓 | 补气固脬 | 黄芪当归散 | 黄芪、当归、人参、白术、白芍、甘草、生姜、大枣、猪尿脬。兼有小腹疼痛者，可用补遗补脬饮：黄色生丝绢 0.3 米，白牡丹根皮末、白及各 3 克，加水 1 碗，煎至绢烂如饧 |
| 外治 | 炒盐，加麝香 150 毫克，填脐中，外用葱白十余根，作一束，切如半指厚，置盐脐上，用艾灸，觉热气入腹难忍为止，则小便即通 | | | | |

## 恶　露　不　下

| 证型 | 病因病机 | 主　　证 | 治法 | 主方 | 药　　物 |
|---|---|---|---|---|---|
| 气滞 | 产时或产后情志不畅，肝气郁结，失于疏泄，气机不利，碍血畅行，致恶露不下 | 产后恶露不下，或下亦甚少，小腹胀甚于痛，胸胁胀满，苔薄白，脉弦 | 理气解郁 佐以和血 | 香艾芎归饮 | 香附、艾叶、川芎、当归、延胡索。加乌药、枳壳 |

续表

| 证型 | 病因病机 | 主证 | 治法 | 主方 | 药物 |
| --- | --- | --- | --- | --- | --- |
| 血瘀 | 临产当风受寒,或伤于生冷,恶露为寒所凝,瘀结不下 | 恶露甚少或不下,色紫黯,小腹疼痛拒按,痛处有块,舌紫黯,脉涩 | 活血行瘀 | 生化汤 | 当归、川芎、桃仁、黑姜、炙甘草,用黄酒、童便各半或水煎服。加红花、益母草 |

## 恶露不绝

| 证型 | 病因病机 | 主证 | 治法 | 主方 | 药物 |
| --- | --- | --- | --- | --- | --- |
| 气虚 | 素体气弱,产时复失血耗气,或产后过早操劳耗气,致气虚不能摄血,而恶露不绝 | 恶露淋漓不止,量多色淡,质稀不臭,小腹空坠,神倦懒言,面色皖白,舌淡脉缓弱 | 补气摄血 | 补中益气汤 | 人参、黄芪、白术、甘草、升麻、柴胡、陈皮、当归。加鹿角胶、艾叶炭 |
| 血热 | 阴血亏损而生内热,或产后过服辛热温燥,或感受热邪,或肝郁化热,以致热扰冲任,迫血下行,导致恶露不止 | 恶露过期不止,量多色紫红,质稠气臭,面色潮红,口燥咽干,舌红脉虚细而数 | 养阴清热止血 | 保阴煎 | 生地黄、熟地黄、黄芩、黄柏、白芍、山药、续断、甘草。加阿胶、旱莲草、乌贼骨。肝郁化热者见两胁胀痛,心烦,苔黄脉弦数等,用丹栀逍遥散去茯苓、生姜,加黄芪、侧柏炭。感受热邪者,见恶露量多,臭秽,小腹痛,加败酱草、红藤、地榆炭 |

续表

| 证型 | 病因病机 | 主证 | 治法 | 主方 | 药物 |
|---|---|---|---|---|---|
| 血瘀 | 产后胞脉空虚，寒邪趁虚入胞，血为寒凝，瘀阻胞脉，恶露行而不畅，久而不止 | 产后恶露淋漓涩滞不爽，量少，色紫黯有块，小腹疼痛拒按，舌紫黯或边有紫点，脉弦涩或沉而有力 | 活血化瘀 | 生化汤 | 当归、川芎、桃仁、黑姜、炙甘草，用黄酒、童便各半煎服或水煎服。加益母草、生蒲黄、炒蒲黄 |

## 产后发热

| 证型 | 病因病机 | 主证 | 治法 | 主方 | 药物 |
|---|---|---|---|---|---|
| 感染邪毒 | 分娩出血或产伤，损伤元气，邪毒乘虚侵入胞中，正邪交争，营卫失调，致令发热 | 发热恶寒，小腹疼痛拒按，恶露多或少，紫黑如败酱，有臭味，烦躁口渴，尿黄少，便燥结，舌红苔黄，脉数有力 | 清热解毒 凉血化瘀 | 五味消毒饮 | 野菊花、紫花地丁、金银花、天葵子、蒲公英。选加蒲黄、五灵脂、牡丹皮、赤芍、鱼腥草、益母草、大黄、生地黄、犀角 |
| 血瘀 | 产后恶露不下，瘀血停滞，阻碍气机，营卫失调，而致发热 | 寒热时作，恶露不下或甚少，色紫黯有块，小腹疼痛拒按，口燥不欲饮，舌紫黯或有瘀点，脉弦涩 | 活血化瘀 | 生化汤 | 当归、川芎、桃仁、黑姜、炙甘草，用黄酒、童便各半煎服或水煎服。加丹参、牡丹皮、益母草 |

续表

| 证型 | 病因病机 | 主证 | 治法 | 主方 | 药物 |
|---|---|---|---|---|---|
| 外感 | 产后失血耗气，百脉空虚，腠理不密，卫外之阳不固，风寒之邪乘虚袭入，营卫不和而发热 | 产后恶寒发热，头痛，肢体疼痛，无汗，或见咳嗽流涕，苔薄白，脉浮 | 养血疏风 | 四物汤加味 | 当归、熟地黄、白芍、川芎。加苏叶、防风、荆芥、甘草。外感风热者，用银翘散 |
| 血虚 | 产时失血过多，阴血暴虚，阳无所附，阳浮于外而热 | 产后失血较多，身有微热，自汗，头晕目眩，心悸少寐，腹痛绵绵，手足麻木，舌淡红苔薄，脉虚稍数 | 补血益气 | 八珍汤 | 当归、熟地黄、白芍、党参、白术、茯苓、甘草、黄芪。属阴虚者，用加减一阴煎：生地黄、白芍、麦冬、熟地黄、知母、地骨皮、甘草。加青蒿、鳖甲 |

## 产后自汗、盗汗

| 证型 | 病因病机 | 主证 | 治法 | 主方 | 药物 |
|---|---|---|---|---|---|
| 气虚 | 素体虚弱，复因产时气血耗伤，肺气更虚，卫阳不固，腠理不实，以致自汗不止 | 汗出较多，不能自止，动则加剧，时或恶风，面色㿠白，气短懒言，语声低怯，倦怠乏力，舌淡苔薄，脉虚弱 | 补气固表 和营止汗 | 黄芪汤 | 黄芪、白术、防风、熟地黄、煅牡蛎、茯苓、麦冬、甘草、大枣 |

续表

| 证型 | 病因病机 | 主　　证 | 治法 | 主方 | 药　　物 |
|---|---|---|---|---|---|
| 阴虚 | 营阴素弱，产时失血，阴血更亏，阴虚内热，迫汗外泄，而致盗汗 | 产后睡中不觉而汗出，醒来自止，面色潮红，头晕耳鸣，口干咽燥，渴不思饮，或有五心烦热，午后较甚，腰膝酸软，舌嫩红或绛，无苔，脉细数无力 | 益气养阴　生津敛汗 | 生脉散 | 人参、麦冬、五味子。加煅牡蛎、浮小麦、生地黄、白芍 |

## 产　后　身　痛

| 证型 | 病因病机 | 主　　证 | 治法 | 主方 | 药　　物 |
|---|---|---|---|---|---|
| 血虚 | 产时失血过多，四肢百骸空虚，筋脉、关节失于濡养，以致肢体麻木，甚或疼痛 | 遍身关节疼痛，肢体酸楚麻木，头晕心悸，舌淡红少苔，脉细无力 | 养血益气　温经通络 | 黄芪桂枝五物汤 | 黄芪、桂枝、白芍、生姜、大枣。加秦艽、当归、鸡血藤 |
| 外感 | 产后气血俱虚，卫外不固，风寒湿邪乘虚而入，留着经络关节，使气血运行受阻，滞而作痛 | 周身关节疼痛，屈伸不利，或痛无定处，或痛剧如锥刺，或肢体肿胀，麻木重着，步履维艰，得热则舒，舌淡苔薄白，脉细缓 | 养血祛风　散寒除湿 | 独活寄生汤 | 独活、桑寄生、秦艽、防风、细辛、当归、白芍、川芎、干地黄、杜仲、茯苓、牛膝、人参、甘草、桂心。风胜者，加羌活；寒盛者，加草乌；湿胜者，加薏苡仁、苍术、木瓜 |

# 乳汁自出

| 证型 | 病因病机 | 主证 | 治法 | 主方 | 药物 |
|---|---|---|---|---|---|
| 气血虚弱 | 产后气血虚弱，中气不足，胃气不固，摄纳无权，乳汁随化随出 | 乳汁自出，量少质清稀，乳房柔软，无胀感，神疲气短，舌淡苔薄，脉细弱 | 补气益血佐以固涩 | 八珍汤 | 熟地黄、白芍、当归、党参、白术、茯苓、甘草。加黄芪、五味子、芡实 |
| 肝经郁热 | 郁怒伤肝，肝火亢盛，疏泄太过，迫乳外溢 | 乳汁自出，乳房胀痛，情志抑郁，烦躁易怒，甚或心悸少寐，便秘尿黄，舌红苔薄黄，脉弦数 | 舒肝解郁清热 | 丹栀逍遥散 | 牡丹皮、栀子、柴胡、白芍、当归、茯苓、白术、薄荷、甘草。加生地黄、夏枯草、生牡蛎 |

# 缺乳、癥瘕

| 证型 | | 病因病机 | 主证 | 治法 | 主方 | 药物 |
|---|---|---|---|---|---|---|
| 缺乳 | 气血虚弱 | 脾胃素弱，化源不足，复因分娩失血耗气，致气虚血少，无以化生乳汁 | 产后乳少，甚或全无，乳汁清稀，乳房柔软无胀感，面色无华，神疲食少，舌淡少苔，脉虚细 | 补气养血佐以通乳 | 通乳丹 | 人参、黄芪、当归、麦冬、木通、桔梗，用猪蹄煮汤，或煮肉汤煎药服之。一时药物不便者，单服猪蹄汤亦效 |

续表

| 证型 | | 病因病机 | 主证 | 治法 | 主方 | 药物 |
|---|---|---|---|---|---|---|
| 缺乳 | 肝郁气滞 | 产后情志抑郁，肝失条达，气机不畅，以致经脉涩滞，乳汁运行不畅而缺乳 | 产后乳少，甚或全无，胸胁胀闷，情志抑郁不乐，或有微热，饮食不振，舌正常，苔薄黄，脉弦细或数 | 疏肝解郁 通络下乳 | 下乳涌泉散 | 当归、白芍、川芎、生地黄、柴胡、青皮、天花粉、漏芦、木通、桔梗、通草、白芷、穿山甲、王不留行、甘草。选加蒲公英、全瓜蒌、夏枯草、丝瓜络、路路通 |
| 癥瘕 | 气滞 | 七情内伤，肝气郁结，血行不畅，滞于小腹，聚而成积 | 小腹胀满，积块不坚，推之可移，或上或下，时聚时散，痛无定处，苔薄润，脉沉弦 | 行气导滞 | 香棱丸 | 木香、丁香、三棱、橘壳、莪术、青皮、川楝子、茴香，共研细末，面糊为丸，如梧桐子大，朱砂为衣 |
| | 血瘀 | 经期产后胞脉空虚，风寒乘虚侵入，凝滞气血；或因房事不节，余血未净，精血相搏；或忧思恚怒，脏腑失调，气血不和，瘀血停滞，积而成癥 | 积块坚硬，固定不移，疼痛拒按，面色晦暗，肌肤乏润，月经延后，口干不欲饮，舌边瘀点，脉象沉涩 | 活血散结 破瘀消癥 | 桂枝茯苓丸 | 桂枝、茯苓、牡丹皮、赤芍、桃仁各等份，研细末，炼蜜为丸<br>癥瘕之疾，多夹痰饮，故还应佐以苍术、半夏、天南星、贝母等以豁痰化饮 |

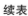

# 阴　　痒

| 证型 | 病因病机 | 主　　证 | 治法 | 主方 | 药　　物 |
|---|---|---|---|---|---|
| 湿热下注 | 脾虚湿盛,肝经郁热,夹湿下注;或忽视卫生,感染病虫,虫蚀阴中,致令作痒 | 阴部瘙痒,甚则疼痛,坐卧不安,带下量多,色黄如脓,或呈泡沫米泔样,其气腥臭,心烦少寐,口苦而腻,胸闷不适,纳谷不香,舌苔黄腻,脉弦数 | 清热渗湿　杀虫止痒 | 萆薢渗湿汤 | 萆薢、薏苡仁、黄柏、赤茯苓、牡丹皮、泽泻、通草、滑石。选加苍术、芜荑、白鲜皮、鹤虱、瞿麦、萹蓄、蒲公英、夏枯草 |
| 肝肾阴虚 | 素体肝肾不足,或年老体衰,精血两亏,血虚生风化燥,致令阴痒 | 阴部干涩,灼热瘙痒,或带下量少色黄,甚则血样,五心烦热,头晕目眩,时有烘热汗出,口干不欲饮,耳鸣,腰酸,舌红少苔,脉细数无力 | 滋阴降火　调补肝肾 | 知柏地黄汤 | 生地黄、山药、山茱萸、泽泻、茯苓、牡丹皮、知母、黄柏。选加当归、制首乌、地肤子、白鲜皮、土茯苓 |
| 外用方 | 1. 蛇床子 15 克,川椒 15 克,明矾 15 克,苦参 15 克,百部 15 克,煎汤熏洗局部,阴部有破溃者去川椒。2. 透骨草 10 克,蒲公英 5 克,马齿苋 5 克,紫花地丁 5 克,防风 5 克,羌活 5 克,独活 5 克,艾叶 6 克,甘草 3 克,煎水熏洗。3. 塌痒汤:陈鹤虱 30 克,苦参、威灵仙、归尾、蛇床子、狼毒各 15 克,煎汤熏洗,临洗时加 2 个猪胆汁更佳,每日 1 次,10 天 1 个疗程。外阴并发溃疡者忌用。4. 蛤粉 3 克,冰片 0.3 克,共研细末,撒于外阴部,或调香油涂敷,每日 2 次,10 次 1 个疗程,用于阴痒皮肤破损者 | | | | |

# 阴挺下脱、脏躁

| 证型 | | 病因病机 | 主证 | 治法 | 主方 | 药物 |
|---|---|---|---|---|---|---|
| 阴挺下脱 | 气虚 | 中气素弱，或分娩用力过度，或咳嗽，或便秘努责，致气虚下陷，系胞无力而子宫脱出 | 阴中有物突出，劳则加剧，小腹下坠，四肢无力，少气懒言，面色少华，小便频数，带下量多，质稀色白，舌淡苔薄，脉虚细 | 补气升提 | 补中益气汤 | 党参、黄芪、白术、甘草、升麻、柴胡、陈皮、当归。加枳壳、金樱子、乌梅 |
| | 肾虚 | 产育过多，或房劳伤肾，肾气亏损，带脉失约，冲任不固，无力系胞而致阴道壁或子宫脱出 | 阴中有物脱出，腰酸腿软，小腹下坠，小便频数，夜间尤甚，头晕耳鸣，舌淡红，脉沉弱 | 补肾益气升提 | 大补元煎 | 甘草、熟地黄、枸杞、杜仲、当归、人参、山药、山茱萸。选加鹿角胶、升麻、紫河车、附子、肉桂、炮姜<br>若脱出物肿烂流黄水，带下量多，色黄如脓臭秽，身热尿赤，有湿热症，轻者加苍术、黄柏、土茯苓、车前子，重者应先治湿热，肿烂愈后再升提 |
| 验方 | | 1. 棉花根 60 克，枳壳 30 克，煎服。2. 金樱子根 60 克煎服。3. 丹参 15 克，五倍子 6 克，诃子肉 9 克，煎水熏洗。4. 蛇床子、乌梅各 60 克，煎水熏洗 | | | | |

续表

| 证型 | 病因病机 | 主证 | 治法 | 主方 | 药物 |
|---|---|---|---|---|---|
| 脏躁 | 素体虚弱，或忧思伤心，劳倦伤脾，精血化源不足；或病后伤阴，产后亡血，精血内亏，五脏失养，五志之火内动，上扰心神而发 | 困倦神恍，心烦少寐，易激动，发作时呵欠频作，哭笑无常，不能自主。口干便结，舌红或嫩红，少苔，脉细弱而数或弦细 | 甘润滋补 养心益脾 | 甘麦大枣汤 | 甘草、小麦、大枣。酌加酸枣仁、柏子仁、竹茹、陈皮、百合、生地黄、麦冬、枸杞、茯神 |

## 不　孕

| 证型 | 病因病机 | 主证 | 治法 | 主方 | 药物 |
|---|---|---|---|---|---|
| 肾虚 | 先天肾气不充，精血不足，冲任脉虚，胞脉失养，不能摄精成孕 | 婚久不孕，月经后期，量少色淡，面色晦暗，腰酸腿软，性欲淡漠，小便清长，大便不实，舌淡苔白，脉沉细或沉迟 | 温肾养肝 调补冲任 | 毓麟珠 | 人参、白术、茯苓、白芍、川芎、炙甘草、当归、熟地黄、菟丝子、杜仲、鹿角霜、川椒，共为末，炼蜜为丸。选加紫河车、丹参、香附、巴戟、仙茅、山茱萸、龟板、女贞子、枸杞 |

续表

| 证型 | 病因病机 | 主　　证 | 治法 | 主方 | 药　　物 |
|---|---|---|---|---|---|
| 肝郁 | 情志不畅，肝气郁结，疏泄失常，气血不和，冲任不能相资，以致不孕 | 多年不孕，经期先后不定，经来腹痛，行而不畅，量少色黯，有小血块，经前乳房胀痛，精神抑郁，烦躁易怒，舌质正常或黯红，苔薄白，脉弦 | 舒肝解郁　养血理脾 | 开郁种玉汤 | 当归、白术、白芍、茯苓、牡丹皮、香附、天花粉。选加青皮、玫瑰花、绿萼梅、炒酸枣仁、夜交藤、川楝子、王不留行、橘核、路路通、蒲公英 |
| 痰湿 | 体质肥胖或恣食膏粱厚味，痰湿内生，气机不畅，胞脉受阻，不能摄精成孕 | 婚后久不孕，形体肥胖，经行后期，甚或闭经，带下量多质稠，面色皖白，头晕心悸，胸闷泛恶，苔白腻，脉滑 | 燥湿化痰 | 启宫丸 | 制半夏、苍术、香附、神曲、茯苓、陈皮、川芎，共研细末为丸。加海藻、昆布、石菖蒲。经量过多者，去川芎，加黄芪、续断；心悸甚者，加远志 |

# 三、儿科疾病

## 感冒

| 证型 | 病因病机 | 主证 | 治法 | 主方 | 药物 |
| --- | --- | --- | --- | --- | --- |
| 风寒 | 风寒袭肺，肺气闭郁，寒邪凝滞，卫阳被遏 | 恶寒发热，头痛无汗，鼻塞流清涕，喷嚏，咳嗽吐清痰，喉痒，苔薄白，脉浮紧，指纹浮 | 辛温解表 宣肺散寒 | 荆防败毒散 | 荆芥、防风、羌活、前胡、桔梗、甘草。选加白芷、杏仁、白前、厚朴、半夏 |
| 风热 | 风热犯肺、肺气失宣，小儿阳常有余，阴常不足，热邪更易化火伤阴 | 发热重，恶寒轻，有汗头痛，鼻塞流脓涕，喷嚏，咳嗽吐黄稠痰，咽痛口干，舌红苔薄黄，脉浮数，指纹浮紫 | 辛凉解表 宣肺清热 | 银翘散 桑菊饮 | 金银花、连翘、荆芥、薄荷、牛蒡子、竹叶、甘草、芦根、豆豉、桔梗（热重者用）。桑叶、菊花、芦根、甘草、连翘、桔梗、杏仁、薄荷（咳嗽甚者用） |

续表

| 证型 | | 病因病机 | 主证 | 治法 | 主方 | 药物 |
|---|---|---|---|---|---|---|
| 兼证 | 夹痰 | 小儿肺脏娇嫩，肺失清肃，气机不利，津液聚而为痰，痰阻气逆 | 兼见咳嗽较剧，咳声重浊，喉中痰鸣，苔厚腻，脉浮滑 | 寒者佐以宣肺化痰，热者佐以清肺化痰 | 加味三拗汤 | 麻黄、杏仁、甘草。选加瓜蒌、川贝母、枇杷叶、黄芩、鱼腥草、竹茹 |
| | 夹食 | 小儿脾常不足，外邪侵脾，运化失常，食滞中州 | 兼见脘闷不食，嗳气食臭，呕吐酸腐，腹痛泄泻，大便酸臭或便秘，苔厚腻，脉滑实，指纹紫滞 | 消食导滞 | | 酌加藿香、神曲、山楂、麦芽、谷芽、枳壳、木香、莱菔子、陈皮、鸡内金、隔山消 |
| | 夹惊 | 小儿神气怯弱，外邪易扰神明，或动心火，或引肝风 | 兼见惊惕啼叫，睡卧不宁，龂齿，舌尖红，脉弦，指纹青紫 | 安神镇惊 | | 选加钩藤、僵蚕、地龙、蝉衣、磁石、羚羊角、全蝎、蜈蚣、紫雪丹 |

# 咳　嗽

| 证型 | | 病因病机 | 主证 | 治法 | 主方 | 药物 |
|---|---|---|---|---|---|---|
| 外感 | 风寒 | 风寒犯肺，肺卫不固，肺气失于宣降而咳 | 咳嗽频作，痰白清稀，恶寒无汗，发热头痛，鼻塞流涕，喉痒声重，苔薄白，脉浮紧 | 疏风散寒 宣肺止咳 | 金沸草散 | 金沸草、前胡、半夏、茯苓、荆芥、甘草、生姜、大枣。选加炙麻黄、陈皮、杏仁、紫苏 |
| | 风热 | 风热犯肺，肺气闭郁，失于清肃，上逆而咳 | 咳而不爽，痰黄黏稠，不易咯出，口渴咽痛，鼻塞流涕，发热头痛，微汗出，苔薄黄，脉浮数 | 疏风清热 宣肺止咳 | 桑菊饮 | 桑叶、菊花、芦根、甘草、连翘、桔梗、杏仁、薄荷。选加石膏、天花粉、黄芩、射干、枇杷叶、前胡、贝母、瓜蒌 |
| 内伤 | 肺热 | 素体热盛，或外感热邪不解，灼津为痰，或过食肥甘香燥，生痰动火，热壅于肺，痰阻气道而咳 | 咳嗽痰稠，口渴咽干，发热面赤，口苦鼻衄，心烦尿赤，舌红少津，苔黄，脉滑数 | 清热泻肺 化痰止咳 | 清宁散 | 桑白皮、甜葶苈子、赤茯苓、车前、黄芩、瓜蒌、甘草。选加竹沥、胆星、枳壳、川楝子 |

续表

| 证型 | | 病因病机 | 主证 | 治法 | 主方 | 药物 |
|---|---|---|---|---|---|---|
| | 痰湿 | 脾虚不运，湿聚生痰，痰湿上扰于肺，肺失肃降 | 咳嗽痰壅，色白而稀，胸满纳呆，困倦肢重，舌淡苔白腻，脉滑 | 健脾燥湿 化痰止咳 | 二陈汤 | 陈皮、半夏、茯苓、甘草。选加川朴、白芥子、制南星、苏梗、山楂、神曲 |
| | 阴虚 | 热邪伤阴，气道失于濡润，肺气不利 | 干咳无痰，或痰少而黏，不易咯出，口渴咽干，喉痒声嘶，手足心热，或咳痰带血，午后潮热，舌红少苔，脉细数 | 清肺润燥 | 沙参麦门冬汤 | 沙参、麦冬、天花粉、甘草、桑叶、炙枇杷叶、川贝母、黄芩、玄参。选加白茅根、藕节、阿胶、地骨皮、青蒿 |

## 肺炎

| 证型 | | 病因病机 | 主证 | 治法 | 主方 | 药物 |
|---|---|---|---|---|---|---|
| 风邪闭肺 | 风寒 | 风寒束表，肺失宣降，肺气闭塞 | 恶寒发热无汗，咳嗽流涕气紧，唇舌淡红，脉浮紧，指纹青红，多在风关 | 辛温解表 宣肺化痰 | 华盖散 | 麻黄、杏仁、苏子、陈皮、法夏、紫菀、款冬花、生姜、大枣。选加莱菔子、白芥子、细辛 |

续表

| 证型 | | 病因病机 | 主证 | 治法 | 主方 | 药物 |
|---|---|---|---|---|---|---|
| 风邪闭肺 | 风热 | 风热犯肺，肺失清肃，肺气闭塞 | 发热有汗，流浊涕，口渴，咳嗽痰浓，气促鼻翕，面赤唇红，舌红苔黄，脉浮数，指纹紫，多在气关 | 辛凉解表 宣肺化痰 | 麻杏石甘汤 | 麻黄、杏仁、石膏、甘草。选加黄芩、鱼腥草、连翘、瓜蒌、板蓝根、桔梗、芦根、竹沥 |
| 痰热闭肺 | | 热邪炽盛，炼津为痰，痰液闭阻气道 | 壮热烦躁，喉鸣痰壅，气促鼻翕，甚则两胁煽动，胸高抬肩，尿黄便结，舌红苔黄腻，脉洪滑数，指纹青紫，多在气关以上 | 清热宣肺 豁痰平喘 | 五虎汤合葶苈子大枣泻肺汤 | 麻黄、杏仁、石膏、甘草、细辛、葶苈子、大枣。选加天竺黄、胆星、黄芩、鱼腥草、竹沥 |
| 正虚邪恋 | 阴虚 | 余邪留恋，耗气伤阴 | 低热多汗，面唇潮红，干咳少痰，舌红苔光剥而干，脉细数，指纹略紫而沉 | 养阴清肺 | 沙参麦门冬汤 | 沙参、麦冬、扁豆、玉竹、天花粉、桑叶、甘草。加地骨皮、桑白皮、百部、枇杷叶 |

**续表**

| 证型 | | 病因病机 | 主证 | 治法 | 主方 | 药物 |
|---|---|---|---|---|---|---|
| 正虚邪恋 | 肺脾气虚 | 邪气久留，肺脾之气耗损 | 低热起伏，多汗，四肢欠温，咳嗽无力，面白神倦，消瘦，纳呆便溏，舌淡苔白滑，脉弱，指纹沉而淡 | 健脾益肺 | 人参五味子汤 | 人参、茯苓、白术、甘草、麦冬、五味子。选加生姜、大枣、银柴胡、龙骨、牡蛎、半夏、款冬花、神曲 |
| 变证 | 阳虚欲脱 | 气闭则血滞，可致心阳不振，甚则阳气虚脱 | 面色苍白，唇紫绀，呼吸浅促，四肢欠温，虚烦，舌紫，脉虚数，指纹沉青达命关，甚则大汗淋漓，肢厥脉微 | 回阳救逆 | 参附汤 | 人参、附子。选加龙骨、牡蛎、五味子、干姜、山茱萸、炙甘草、丹参。汗止阳复，再按肺炎辨治 |
| | 热盛动风 | 热邪内陷心肝，热极生风 | 壮热神昏，谵语抽搐，口噤项强，呼吸浅促微弱，舌红绛，脉弦数，指纹青紫，可达命关或透关射甲 | 清心开窍 平肝息风 | 羚角钩藤汤 | 羚羊角、钩藤、生地黄、白芍、连翘、石菖蒲、甘草、知母、石膏、寒水石。兑服紫雪丹 |

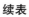

# 哮　　喘

| 证型 | 病因病机 | 主　　证 | 治法 | 主方 | 药　　物 |
|---|---|---|---|---|---|
| 寒证 | 外感风寒，或内伤冷食失治，致寒痰留伏，或素体阳虚，寒痰内伏，复感外邪，或因诱引动寒痰而发 | 咳嗽气促，喉间哮鸣，痰多白沫，形寒无汗，面色㿠白或晦暗，苔薄白或白腻，脉浮滑或濡数 | 温肺化痰　止咳平喘 | 小青龙汤合三子养亲汤 | 麻黄、桂枝、细辛、干姜、半夏、五味子、白芍、甘草、苏子、白芥子、莱菔子 |
| 热证 | 各种原因造成痰热郁于肺，复感外邪而发 | 咳喘哮鸣，痰稠色黄，发热面赤，渴喜冷饮，尿赤便秘，苔黄腻，脉滑数 | 清肺化痰　止咳平喘 | 定喘汤 | 麻黄、葶苈子、半夏、白果、杏仁、黄芩、桑白皮、款冬花、甘草、石膏。选加瓜蒌、礞石滚痰丸 |
| 湿热 | 小儿坐卧湿地，湿由外侵，或内伤生冷，蕴湿化热，湿热郁于肺脾，发为哮喘 | 咳嗽哮喘，痰壅气急，胸痞腹胀，倦怠不食，发热自汗，渴不多饮，尿赤涩，便稀溏，面垢唇红，苔黄厚腻，脉濡数，指纹紫滞 | 清热渗湿　涤痰平喘 | 千金苇茎汤 | 苇茎、桃仁、薏苡仁、冬瓜仁。选加杏仁、滑石、黄芩、半夏、陈皮、葶苈子、苏子 |

续表

| 证型 | 病因病机 | 主证 | 治法 | 主方 | 药物 |
|---|---|---|---|---|---|
| 善后 | 本病多发于幼稚之时，一般控制症状较易，而根治难。发现早，及时治者尚可痊愈，迁延者至青春期脏腑功能趋于完善时可渐愈，少数病例成为肺肾同病之虚喘。症状控制后，平时可服善后方药，使少发或不发，逐渐根治 | | 祛散脾湿 滋补肝肾 | 金水六君煎 | 陈皮、法夏、茯苓、当归、熟地黄、甘草、补骨脂、女贞子、胡桃肉、沉香。一般服 10～20 剂可根治。服药期应避免受凉复发，若有感冒应停服本方，另作辨治 |

## 呕　吐

| 证型 | 病因病机 | 主证 | 治法 | 主方 | 药物 |
|---|---|---|---|---|---|
| 伤食 | 饮食失当，损伤脾胃，积滞中脘，升降失常，胃气上逆而吐 | 不思乳食，呕吐酸腐，嗳气食臭，脘胀吐后稍舒，矢气恶臭，便秘或泻下酸臭不消化物，苔腻脉滑，指纹暗滞 | 消食导滞 和胃降逆 | 保和丸 | 山楂、槟榔、枳实、半夏、陈皮、莱菔子、麦芽、砂仁、神曲、生姜。选加生大黄。验方：焦锅巴一块，水煎服 |
| 胃热 | 小儿过食辛热炙煿，或食积化热，或外感热邪伏于胃肠，胃热气逆 | 食入即吐，吐物酸臭，身热唇红，烦渴喜饮，尿黄便秘，或泻下臭秽，舌红苔黄干，脉滑数 | 清热和胃 降逆止呕 | 藿连汤 | 姜汁炒黄连、姜汁炒厚朴、藿香、竹茹、姜半夏、生姜、大枣、天花粉<br>验方：竹茹、黄芩各 9 克，水煎频服 |

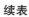

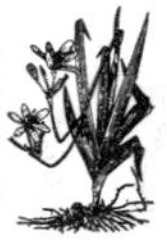



续表

| 证型 | 病因病机 | 主证 | 治法 | 主方 | 药物 |
|---|---|---|---|---|---|
| 胃寒 | 中阳素弱,或过食生冷瓜果,或寒客肠胃,或苦寒攻伐太过,致胃寒气逆 | 饮食入胃,移时才吐,吐物不消化,不甚臭,或吐清涎,面白乏力,畏寒肢冷,腹痛喜按,便溏完谷不化,舌淡苔白,脉沉细弱 | 温中散寒止呕 | 理中汤 | 党参、干姜、白术、甘草。加丁香、吴茱萸、砂仁、陈皮、半夏、大枣、木香、肉桂、山楂、神曲<br>验方:红糖9克,姜汁1匙,开水冲服 |
| 虚火 | 热病伤阴,或病后气阴未复,胃失濡养,阴虚内热,虚火上冲而呕 | 干呕不食,咽干舌燥唇红,两颊红,手足心热或日晡潮热,便干如羊粪,舌尖红少苔,脉细数 | 滋养胃阴 清火降逆 | 益胃汤 | 沙参、麦冬、生地黄、天花粉、石斛、陈皮、竹茹、玉竹、白薇、郁李仁、火麻仁<br>验方:蔗汁1杯,加白萝卜汁1匙,频服 |
| 夹惊 | 小儿神气怯弱,跌仆惊吓,致气血逆乱,痰热上涌而惊吐 | 跌仆惊吓后,头晕目眩,频频恶心,呕吐清涎,哭闹恐惧,惊惕肢蠕,睡卧不宁,脉弦数,指纹青紫 | 平肝镇惊 清热止呕 | 定吐丸 | 丁香、全蝎、半夏、枣肉、黄连、竹茹、白芍、菊花<br>验方:针刺内关、中脘,灸气海 |

# 腹　痛

| 证型 | 病因病机 | 主　证 | 治法 | 主方 | 药　物 |
|---|---|---|---|---|---|
| 实寒 | 寒邪搏结肠间，中阳受遏，气机凝涩，脏腑拘急而痛 | 腹痛暴急，绞痛阵发，得温则减，面白唇青，汗出肢冷，腹软肠鸣，或有呕泻，便溏尿清，苔薄白，脉弦紧，指纹红或隐伏不显 | 理气散寒 | 良附丸合木香肉桂逐寒方 | 高良姜、香附、木香、肉桂、乌药、砂仁、白芍、生姜、茯苓。选加延胡索、制川乌、制草乌、白酒 |
| 食积 | 乳食不节，脾胃受损，升降失调，传化失职，痞满䐜胀而痛 | 腹胀痛拒按，嗳气食臭，呕恶不食，或有腹泻，泻后痛减，矢气恶臭，大便酸臭，啼哭难寐，苔厚腻，脉弦滑，指纹紫滞 | 消食导滞 行气和中 | 木香槟榔丸 | 木香、槟榔、青皮、枳壳、莪术、三棱、黄连、大黄、黄柏、香附、玄明粉、黑丑。选加山楂、神曲、延胡索 |
| 虚寒 | 脾胃虚寒，中阳不运，寒湿内停，气机不畅，绵绵虚痛 | 腹部隐痛，绵绵不休，喜温喜按，得食痛缓，晨间饭前易发，面白神倦，消瘦肢冷，食少便溏，舌淡苔白，脉弱，指纹淡或不显 | 温中补虚 甘缓止痛 | 小建中汤合理中汤 | 桂枝、白芍、生姜、枣肉、甘草、饴糖、党参、白术、干姜。选加黄芪、附片 |

续表

| 证型 | 病因病机 | 主　证 | 治法 | 主方 | 药　物 |
| --- | --- | --- | --- | --- | --- |
| 瘀血 | 跌仆创伤，腹内络脉受损，气血运行不畅而痛 | 痛有定处，痛如针刺，或有包块，按之疼痛，昼轻夜重，口唇色暗，舌有瘀斑，脉细涩或弦滑 | 活血行瘀 理气定痛 | 少腹逐瘀汤 | 小茴、炮姜、肉桂、赤芍、川芎、当归、五灵脂、蒲黄、没药、延胡索。选加川楝子、枳壳、三棱、莪术、桃仁、红花 |

## 积　滞

| 证型 | 病因病机 | 主　证 | 治法 | 主方 | 药　物 |
| --- | --- | --- | --- | --- | --- |
| 伤乳 | 乳食无度，或过食肥甘生冷和难消化之物，脾胃受损，运化失常，升降不调，而成积滞 | 吐乳，口中乳臭，不欲吮乳，烦躁不安，腹痛哭啼，时作时止，两腮红赤或一侧明显，舌淡红，苔白厚，指纹紫滞 | 消乳导滞 | 消乳丸 | 香附、神曲、麦芽、陈皮、砂仁、炙甘草。选加木香、黄连、枳壳、鸡内金 |
| 伤食 | | 呕吐酸腐，脘腹胀痛拒按，便后痛减，大便臭秽，烦闹不食，低热或手足心热，夜晚额汗频出，面青黄，苔黄厚腻，脉弦滑，指纹紫滞 | 消食导滞 | 保和丸 | 茯苓、半夏、山楂、神曲、连翘、莱菔子、陈皮。选加槟榔、木香、厚朴、枳实、太子参、白术、胡黄连 |

续表

| 证型 | 病因病机 | 主证 | 治法 | 主方 | 药物 |
| --- | --- | --- | --- | --- | --- |
| 脾虚 | 小儿脾胃薄弱，饮食失当，则难腐熟，停滞不消，成虚中夹实之积滞 | 神倦面黄，不思乳食，腹满喜按，呕恶便溏，夜卧不安，舌淡苔白腻，脉细弱，或细滑，指纹青淡 | 健脾益气 佐以消导 | 健脾丸 | 党参、白术、陈皮、山楂、神曲、麦芽、枳实。选加半夏、丁香、白芍、干姜、砂仁、附子 |
| 单方 | 1. 鸡内金30克，瓦片焙黄研为细末，开水冲服，每日2克。2. 黑、白丑各10克，焙干研为细末，调和面粉制成饼干，每日食数片。3. 饭锅巴1块如掌大，焙焦，煎汤送服。4. 神曲6克，麦芽6克，山楂6克，槟榔3克。煎水日服3次 | | | | |

## 泄　泻

| 证型 | 病因病机 | 主证 | 治法 | 主方 | 药物 |
| --- | --- | --- | --- | --- | --- |
| 伤食 | 饮食不节，脾胃受损，运化失职，水谷不化，清浊不分，并走大肠而泻 | 脘腹痛胀，痛则欲泻，泻后痛减，大便腐臭，矢气，口臭纳呆，苔厚腻，脉滑实，指纹沉滞 | 消食导滞 和中止泻 | 保和丸 | 山楂、神曲、半夏、茯苓、炒麦芽、陈皮<br>验方：鬼针草30克煎汤，温浸两足，每日1次，连用3次 |
| 风寒 | 小儿受凉，或失盖腹冷，寒客肠胃，阳气受遏，传化失常而泻 | 便稀多沫，色淡，臭气轻，肠鸣腹痛，或伴头痛发热，鼻塞流清涕，轻咳不渴，苔白润，脉浮 | 疏风散寒 化湿祛邪 | 藿香正气散 | 藿香、紫苏、半夏、茯苓、白术、陈皮、炮姜<br>验方：川椒末撒肚脐，再贴暖脐膏药 |

续表

| 证型 | 病因病机 | 主证 | 治法 | 主方 | 药物 |
|---|---|---|---|---|---|
| 湿热 | 夏令天暑地湿,小儿易于受邪,湿热壅肠间,清浊交混而泻 | 大便垢腻,黏稠臭秽,色绿或黄,日十余次,肛门灼热不爽,渴不思饮,尿黄少,苔黄腻,脉濡数,指纹紫 | 清热利湿 | 葛根芩连汤 | 葛根、黄芩、黄连、甘草、金银花、车前子、滑石<br>验方:鲜鱼腥草,水煎服 |
| 脾虚 | 脾胃素弱,或饮食、凉药伤脾,致水谷不化,水反为湿,谷反为滞,合污下降 | 便溏,完谷不化,食后即泻,便色淡而不臭,食少面白乏力,睡时露睛,舌淡苔白脉弱,指纹淡红 | 健脾止泻 | 七味白术散 | 党参、茯苓、白术、甘草、藿香、木香、葛根。加炮姜、扁豆<br>验方:山药粉 9 克,开水冲服,每日 3 次 |
| 脾肾阳虚 | 久泻久病,脾肾阳虚,不能温化水谷,致完谷不化,澄澈清冷,泄泻无度 | 久泻不愈,下利清冷,完谷不化,形寒肢冷,形瘦神靡,寐后露睛,舌淡苔白,脉微细 | 温肾健脾 | 附子理中汤合四神丸 | 附子、党参、白术、炮姜、甘草、五味子、肉豆蔻、补骨脂、吴茱萸。选加诃子、乌梅<br>验方:石榴皮 9 克,水煎加红糖服 |

# 疳　证

| 证型 | 病因病机 | 主　证 | 治法 | 主方 | 药　物 |
|---|---|---|---|---|---|
| 积滞伤脾 | 乳食不节，脾胃受损，积滞不化，脏腑失于濡养，气液亏耗 | 面黄肌瘦发稀疏，困倦喜卧，腹胀食少或呕，手足心热，烦渴，睡不宁，便溏或干结，尿黄浊或如米泔，苔浊腻，脉滑细，指纹淡紫 | 消积理脾 | 肥儿丸 | 党参、白术、茯苓、黄连、胡黄连、麦芽、使君子、山楂、神曲、陈皮、甘草 |
| 脾虚气弱 | 营养不足，脾胃虚弱，脏腑失于濡养，诸脏受损 | 面色黄暗，形瘦神靡，纳呆厌食，睡卧露睛，腹胀低热，便杂完谷，尿如米泔，唇舌淡苔腻，脉濡细而滑，指纹淡紫 | 益气健脾消积 | 参苓白术散 | 党参、白术、茯苓、薏苡仁、山药、扁豆、陈皮、砂仁、炙蟾皮、黄芪、炙甘草 |
| 气血两虚 | 脾土虚弱，中气不足，气血生化乏源，致气血两虚 | 发黄面白枯瘦，头大颈细，腹凹如舟，发育迟缓，神倦口干，睡卧露睛，纳呆厌食便溏，脉细弱，指纹淡 | 益气养血健脾 | 人参养营汤 | 人参、黄芪、白术、茯苓、炙甘草、当归、熟地黄、白芍、五味子、远志、陈皮、石斛、山药 |

续表

| 证型 | | 病因病机 | 主证 | 治法 | 主方 | 药物 |
|---|---|---|---|---|---|---|
| 兼证 | 目翳 | 脾阴不足，肝失血养 | 目珠红赤，痛涩流泪，白膜遮睛，睛生云翳 | 养肝明目 | 羊肝丸 | 羊肝（煮）、夜明砂（淘净）、蝉衣、木贼、当归 |
| | 肿胀 | 脾病日久，累及肺肾，水湿不化，泛溢而肿 | 下肢足踝浮肿，甚则四肢面目俱肿，小便不利 | 温阳利水 | 五苓散合五皮饮 | 白术、桂枝、茯苓皮、猪苓、泽泻、陈皮、大腹皮、桑白皮、生姜皮 |
| | 齿衄 | 脾失统摄，血不循经 | 牙龈出血，皮肤瘀斑，唇舌淡 | 益气摄血 | 归脾汤 | 党参、黄芪、白术、茯苓、龙眼肉、当归、生地黄、陈皮、仙鹤草、三七粉 |
| | 牙疳 | 疳久阴液匮乏，阴虚热炽，心火上炎 | 牙龈溃脓，口气腐臭，五心烦热，口舌溃疡，尿短赤 | 养阴清热解毒 | 导赤散 | 生地黄、竹叶、木通、玄参、金银花、连翘、焦栀子、甘草 |

# 婴儿手足搐搦证

| 证型 | 病因病机 | 主证 | 治法 | 主方 | 药物 |
|---|---|---|---|---|---|
| 肝风内动 | 先天之气不足，后天将养失宜，致肝虚内风易动，外感风邪而引发 | 多由外感引发，突然起病，或有热，两目上窜，甚则神昏，全身或四肢抽搐，双拳紧握如鸡爪，持续数秒至十余分钟，每日发作数次至几十次，发后如常儿，甚者可有喉搐搦，呼吸困难，面色青红，唇干苔白，脉数有力，指纹紫滞 | 平肝镇惊息风 | 已风丹 | 防风、钩藤、僵蚕、蝉衣、朱砂、全蝎、石决明、珍珠母、白芍。选加射干、羚羊角、七叶一枝花、石菖蒲 |
| 血虚生风 | 素体血虚，肝失血养，筋脉不濡，虚风内动 | 面色苍白，搐搦不安，发作无时，神倦纳少，汗多乏力，舌苔薄白，脉迟无力，指纹淡 | 益气养血 柔肝息风 | 阿胶鸡子黄汤 | 阿胶、鸡子黄、生地黄、白芍、茯神、络石藤、石决明、钩藤、炙甘草、牡蛎。选加党参、黄芪、当归、牛膝 |
| 单方 | 1. 煅蛤粉，每次 0.5 ~ 1 克，每日 3 次，加糖口服。2. 吴茱萸 2.5 克，木瓜 4 克，煎水，每日分 3 次，口服。3. 全蝎、蜈蚣等份，共为细末，每次 0.1 克，每日 3 次，口服 | | | | |

# 五　迟、五　软

| 证型 | | 病因病机 | 主　　证 | 治法 | 主方 | 药　　物 |
|---|---|---|---|---|---|---|
| 五迟 | 肝肾不足 | 胎禀不足，肝肾亏损，后天失养，精血不足，筋骨失养 | 筋骨痿弱，发育迟缓，坐、立、行、出齿均迟，甚至四五岁不能行，10 岁行而不稳。神倦乏力，少动喜卧，面色不华，舌淡苔薄白，脉沉无力，指纹淡 | 培补肝肾 | 加味六味地黄丸 | 熟地黄、山药、山茱萸、牡丹皮、茯苓、泽泻、鹿茸、五加皮、麝香。偏于行迟者，选加虎骨散；齿迟者，选加汤氏芎黄散；发迟者，选加苁蓉丸 |
| | 心血不足 | 先天不足，后天失养，气虚血弱，心气不足，脑髓未充，神窍不利 | 智力不全，神呆面白，不哭少闹，数岁不语，言语不清晰，发稀萎黄，食少便秘，苔光，脉迟无力，指纹淡 | 补心养血 | 菖蒲丸 | 人参、石菖蒲、麦冬、远志、川芎、当归、朱砂、乳香。验方：赤小豆为细末，酒和涂舌之上下，每日 1 次 |
| 五软 | 脾肾两亏 | 先天之气未充，脾肾亏损，后天调养失宜，气血虚弱，致肌肉失养而成本病 | 头项软弱倾斜，不能抬举，口软，咀嚼乏力，流涎，手软不能握，足软不能立，肌软无力，唇淡苔少，脉沉无力，指纹淡 | 补肾健脾 | 补肾地黄丸合补中益气丸 | 山药、山茱萸、泽泻、茯苓、牡丹皮、熟地黄、牛膝、鹿茸、人参、黄芪、白术、升麻、柴胡、陈皮、当归、甘草 验方：白僵蚕为细末，每服 0.5 克，每日 2 次 |

续表

| 证型 | 病因病机 | 主证 | 治法 | 主方 | 药物 |
|---|---|---|---|---|---|
| 五软 气血虚弱 | | 肢体软弱，四肢关节柔软，可任意攀翻。神志呆钝，面色苍白，四末不温，口开不合，舌伸口外，食少不化，唇白苔光，脉沉无力，指纹淡 | 益气养血 | 调元散 | 人参、茯苓、茯神、白术、白芍、熟地黄、当归、黄芪、川芎、石菖蒲、山药、甘草<br>验方：楮实，每次 2～3 克，每日 3 次，久服 |

## 贫　血

| 证型 | 病因病机 | 主证 | 治法 | 主方 | 药物 |
|---|---|---|---|---|---|
| 气血不足 | 禀赋不足，或外伤失血过多，致气血内亏 | 唇、口、黏膜、指甲轻度苍白、食少懒言，面色不华，舌质偏淡，苔薄白，脉软，指纹淡红 | 益气养血 | 八珍汤 | 党参、白术、茯苓、甘草、当归、熟地黄、白芍、川芎。加黄芪、陈皮 |
| 脾胃虚弱 | 喂养不当，感染诸虫，或病后失调，脾胃受损，运化失常，气血生化乏源 | 唇、口、黏膜、指甲明显苍白，食少便溏，神倦乏力，舌干苔白滑，脉沉细无力，指纹淡红 | 健脾养血 | 参苓白术散 | 党参、白术、茯苓、甘草、山药、莲子肉、砂仁、鸡血藤、桂圆肉、大枣、黄芪。选加干姜、厚朴、鸡内金、麦芽、谷芽、山楂、首乌 |

续表

| 证型 | 病因病机 | 主证 | 治法 | 主方 | 药物 |
|---|---|---|---|---|---|
| 心脾两虚 | 心脾两虚，统摄无权，致血少气衰 | 皮肤、黏膜、指甲苍白，食少便溏，心悸气短，动则更甚，虚烦少寐，头昏目眩，舌淡苔薄白，脉细弱 | 补益心脾 | 归脾汤 | 白术、黄芪、远志、木香、党参、酸枣仁、甘草、当归、茯神、龙眼肉。选加山楂、丹参、鸡血藤、阿胶 |
| 肝肾阴虚 | 肝肾阴虚，骨髓不充，血无所藏 | 皮肤、黏膜、指甲苍白或萎黄，头昏目眩，耳鸣耳聋，目涩口燥，腰酸盗汗，指甲凹陷易脆，舌淡或红干，脉细数 | 滋养肝肾 | 左归丸 | 山药、山茱萸、熟地黄、枸杞、菟丝子、牛膝、龟板胶、鹿角胶。选加黄精、首乌、北五味、紫河车、鳖甲、知母、地骨皮 |
| 脾肾阳虚 | 脾肾阳虚，温煦滋养无权，精血不生 | 皮肤、黏膜、指甲极苍白或萎黄，食少乏力，腹大虚满，便稀完谷不化，畏寒肢冷，浮肿，舌胖嫩，脉沉细弱 | 温补脾肾 | 右归丸 | 山药、山茱萸、附子、肉桂、杜仲、枸杞、菟丝子、鹿角胶、当归、熟地黄 |

# 夜啼

| 证型 | 病因病机 | 主证 | 治法 | 主方 | 药物 |
| --- | --- | --- | --- | --- | --- |
| 脏寒腹痛 | 腹部中寒，脏寒乃生，入夜尤甚，气机不通，腹痛而啼 | 睡喜伏卧，曲腰而啼，四肢欠温，口中气冷，面色青白，食少便溏，舌淡苔薄白，脉沉细，指纹青淡 | 温中散寒 | 乌药散 | 乌药、白芍、高良姜、香附。选加艾叶、当归、党参、陈皮、蝉蜕、僵蚕、延胡索<br>验方：艾叶 3 克，煎汤频服 |
| 心经积热 | 火伏热郁，积热上炎，正不胜邪，邪热乘心 | 睡喜仰卧，见灯光则啼哭更甚，烦躁闷热，口中气热，手腹俱暖，面赤唇红，尿黄便秘，舌尖红苔白，脉数有力，指纹青紫 | 清心导赤 | 导赤散 | 竹叶、甘草梢、木通、生地黄。选加灯芯、黄连、蝉蜕、栀子<br>验方：蝉衣 1 克为细末，薄荷煎汤调下 |
| 惊骇恐惧 | 小儿神气不足，心气怯弱，目触异物，耳闻异声，神志不安，梦中作惊 | 有受惊吓史，睡中时作惊惕，面唇乍青乍白，紧偎母怀，脉、舌多无异常，或夜间脉来弦急而数 | 镇惊安神 | 朱砂安神丸 | 朱砂、当归、生地黄、黄连、甘草、牡蛎、龙齿、白芍 |

续表

| 证型 | 病因病机 | 主证 | 治法 | 主方 | 药物 |
|---|---|---|---|---|---|
| 虚烦不寐 | 大病之后,阴津不足,血不养心,故虚烦不眠而啼哭 | 大病之后,夜间啼哭,唇舌淡红,少苔或无苔,舌尖微红,脉虚数 | 滋阴养血 兼清虚热 | 阿胶鸡子黄汤 | 阿胶、鸡子黄、生白芍、石决明、大生地黄、双钩藤、茯神、炙甘草、络石藤、生牡蛎。选加栀子、香豉 |

## 痫证

| 证型 | 病因病机 | 主证 | 治法 | 主方 | 药物 |
|---|---|---|---|---|---|
| 惊痫 | 胎中受惊,气上逆而痫;或元阴不足,复大惊卒恐,致肝气逆乱,神不守舍而发 | 除具一般证外,发作前恐怖、惊叫,卧不安,喜投母怀,大便青绿,稠黏,尿短赤,面色乍赤乍白,舌红苔白,脉弦数或弦滑 | 镇心安神 | 定魄丸 | 人参、琥珀、茯神、远志、朱砂、天麻、石菖蒲、天冬、酸枣仁、甘草、僵蚕、全蝎、蜈蚣 |
| 痰痫 | 膈间痰邪上逆,阻塞窍道,蒙蔽清阳 | 除具一般证外,发作时喉间痰鸣,口吐涎沫,面黄,苔厚,脉滑数 | 涤痰开窍 | 涤痰汤 | 半夏、茯苓、陈皮、甘草、胆星、枳实、生姜、人参、竹茹、石菖蒲。选加天麻、川贝母、竹沥、姜汁 |

续表

| 证型 | 病因病机 | 主证 | 治法 | 主方 | 药物 |
|---|---|---|---|---|---|
| 瘀血痫 | 难产手术，惊恐跌仆，脑部损伤，瘀血停积，血瘀心窍，孔道不通，神志昏乱而成 | 见于有外伤史的患儿，除具一般证外，皮肤、舌质或有瘀血现象，脉细涩，指纹沉涩 | 活血化瘀 通窍定痫 | 通窍活血汤 | 桃仁、红花、赤芍、大枣、生姜、麝香、葱、川芎、黄酒、丹参。久病痫证肝肾亏者，用河车八味丸 |
| 护理 | 1. 注意调适患儿寒温，避免受凉感疫。2. 不要暴饮暴食，以免乳食停滞。3. 不到水边、火边玩耍，随时应有人陪同，以免发生意外。4. 发病时应使其侧卧，解开衣领，保持呼吸畅通。要用纱布包好的压舌板塞入臼齿间，以免咬伤舌头 | | | | |

## 鹅口疮、口　疮、滞　颐

| 证型 | | 病因病机 | 主证 | 治法 | 主方 | 药物 |
|---|---|---|---|---|---|---|
| 鹅口疮 | 心脾积热 | 心脾积热，热邪循经上行，复感邪毒，内外合邪，熏蒸口舌而致 | 口腔黏膜白屑堆积较多，状如凝乳，旋拭旋生，重拭可出血，周围焮红较重，面赤烦躁，拒食气紧，便秘尿赤，舌红苔白厚腻，脉滑数，指纹紫滞 | 泻火解毒 | 清热泻脾散 | 黄芩、黄连、栀子、石膏、生地黄、赤茯苓、灯芯。便秘者，加大黄 |

**续表**

| 证型 | | 病因病机 | 主证 | 治法 | 主方 | 药物 |
|---|---|---|---|---|---|---|
| 鹅口疮 | 虚火上浮 | 素体阴虚或热病伤阴，水不制火，虚火上浮，外邪乘虚侵入口中而致 | 口腔中白屑散在，焮红不重，面白颧红，五心烦热，低热盗汗，口干不渴，舌红少苔，脉细数，指纹青红 | 滋阴降火 | 知柏地黄汤 | 知母、黄柏、熟地黄、山药、山茱萸、茯苓、泽泻、牡丹皮 |
| 口疮 | 脾胃积热 | 小儿受热，或过食辛燥，热郁脾胃，积热上冲，邪毒乘虚入侵，内外合邪，熏灼口舌致黏膜溃烂 | 口舌黏膜一处或多处溃烂疼痛，呈白色或淡黄色，周围鲜红，口臭流涎，发热烦躁拒食，口干尿赤便结，舌红苔黄脉数，指纹紫淡 | 泻火解毒通腑 | 凉膈散 | 大黄、芒硝、甘草、栀子、黄芩、薄荷、连翘、竹叶。加木通、生地黄、天花粉、板蓝根 |
| | 虚火上炎 | 素体阴虚或热病伤阴，水不制火，虚火上炎，复感外邪而发 | 口腔溃点较少，呈黄白色，周围淡红，神疲颧红，舌红少苔，脉细数，指纹青红 | 养阴益胃 | 益胃汤 | 玉竹、生地黄、麦冬、沙参、石斛、山药、生谷芽。以上均可用冰硼散吹口外治 |

续表

| 证型 | | 病因病机 | 主证 | 治法 | 主方 | 药物 |
|---|---|---|---|---|---|---|
| 滞颐 | 脾胃积热 | 涎为脾之液，脾胃积热，廉泉失约，涎液自流 | 口角流涎，涎液黏稠，甚则口角赤烂，尿赤便结，面赤唇红，舌红苔黄，指纹紫 | 清胃泻脾 | 清热泻脾散 | 黄芩、黄连、栀子、生地黄、赤茯苓、石膏、灯芯。验方：石斛水煎常服，连服一周，加青果更佳 |
| | 脾胃虚寒 | 脾虚胃寒，不能收摄津液，致涎流不止 | 口角流涎，涎液清稀，面白唇淡，尿清便溏或二便如常，舌淡苔白，指纹淡红 | 温脾燥湿 | 温脾丸 | 木香、半夏、青皮、白术、干姜。加益智仁、乌药 |

## 夏　季　热

| 证型 | 病因病机 | 主证 | 治法 | 主方 | 药物 |
|---|---|---|---|---|---|
| 暑伤肺胃型 | 暑气内迫，肺胃阴伤，胃伤则口渴多饮，肺伤则皮毛失主，汗闭而热不得散，故致高热不退 | 多见于素体阴虚者，发热较高，口渴多尿，汗少或闭，烦躁明显，病程长，唇红干燥，咽红舌红苔薄白或黄，脉滑数，指纹紫 | 清暑益气 养阴生津 | 王氏清暑益气汤 | 西洋参、麦冬、知母、甘草、竹叶、黄连、石斛、荷梗、鲜西瓜皮、粳米。选加青蒿、香薷、鲜芦根、鲜生地黄、莲子心、象牙丝、胡黄连、扁豆、山药<br>验方：鲜西瓜皮、鲜荷叶，煎水常饮 |

续表

| 证型 | 病因病机 | 主证 | 治法 | 主方 | 药物 |
|---|---|---|---|---|---|
| 脾阳不振型 | 暑气熏蒸，脾胃受损，中阳既损，清气下陷，阴火独盛而发热 | 多见于脾胃素虚或久病不愈者，发热或高或低，面白气短，乏力懒言，睡时露睛，纳呆便溏、口渴，尿多清长，舌淡润，脉虚大或软弱无力，指纹淡 | 补脾益气 甘温除热 | 补中益气汤 | 人参、黄芪、白术、甘草、升麻、陈皮、当归、山药。选加麦冬、五味子、补骨脂、菟丝子、藿香、佩兰、白蔻<br>验方：鲜马齿苋 250 克，煎水分饮(一日量) |
| 下虚上盛型 | 脾肾两虚，虚阳易浮，复伤于暑，阴津耗损，心火亢旺，下虚上盛 | 多见于脾肾两虚患儿，发热无汗，口渴多饮，食少便溏，面白神靡，虚烦不安，下肢清冷，尿频数清长，舌淡苔薄，脉微细而数，指纹紫红 | 温下清上 护阴潜阳 | 温下清上汤 | 附子、黄连、磁石、蛤粉、天花粉、补骨脂、覆盆子、菟丝子、桑螵蛸、白莲须、煨益智仁<br>验方：蚕茧、大枣各 20 枚，煎水分次饮 |

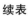

# 急性肾炎

| 证型 | | 病因病机 | 主证 | 治法 | 主方 | 药物 |
|---|---|---|---|---|---|---|
| 急性期 | 风水型 | 风邪袭表，肺气不宣，风水相搏，通调失职，风遏水阻，水溢肌肤 | 眼睑浮肿，继则全身浮肿，肢节重酸，尿少，咳嗽，苔薄白，脉浮或浮数或弦 | 宣肺利水 | 越婢汤 | 麻黄、杏仁、石膏、泽泻、车前子、甘草、生姜、大枣。风寒者，去石膏，加苏叶、防风；风热者，选加连翘、黄芩、土牛膝、桑白皮、葶苈子、防己 |
| | 湿热型 | 久居湿地，水湿内侵，郁而化热，湿热困脾，脾失健运，水湿停积，溢于四肢 | 肢体浮肿，小便短赤，或如浓茶，发热神烦，皮肤疮毒破溃，苔黄腻，脉沉数 | 清热解毒 利湿消肿 | 五味消毒饮 | 金银花、野菊花、蒲公英、紫花地丁、天葵子。选加白茅根、滑石、木通、白花蛇舌草、栀子、牡丹皮、小蓟 |
| | 寒湿型 | 过食生冷，寒湿困脾，脾失温运，寒湿内停，溢于肌表 | 肢体浮肿，面黄，腹冷胀，食少乏力，尿少，舌淡苔白腻，脉濡缓 | 燥湿健脾 利水消肿 | 胃苓汤合五皮饮 | 苍术、陈皮、厚朴、桂枝、白术、泽泻、茯苓、猪苓、茯苓皮、生姜皮、桑白皮、大腹皮、甘草 |

续表

| 证型 | | 病因病机 | 主证 | 治法 | 主方 | 药物 |
|---|---|---|---|---|---|---|
| 变证 | 水凌心肺 | 水湿停积，上逆胸膈，心阳不振，肺失宣降 | 肢体浮肿，咳呛气急，胸闷心悸烦躁，不能平卧，苔白或白腻，脉细数无力 | 泻肝逐水 宁心安神 | 己椒苈黄丸 | 防己、椒目、葶苈子、大黄。加桑白皮、泽泻、白芍、龙骨、人参。心阳欲脱者，急服独参汤或参附汤 |
| | 邪犯心肝 | 湿热郁于肝经，肝气逆乱，肝风内动，邪犯于心，神识昏乱 | 头痛眩晕烦躁，口苦尿赤，甚至惊厥、抽搐、昏迷，舌红苔黄干糙，脉弦 | 平肝泻水 利湿开窍 | 龙胆泻肝汤 | 龙胆草、山栀、黄芩、木通、泽泻、车前草、白芍、牛膝、钩藤、石菖蒲。选加朱砂、羚羊角 |
| | 水毒内闭 | 浊邪壅塞三焦，气机升降失常，水毒内闭 | 尿少或尿闭，头晕痛，呕恶，甚至昏迷，苔腻，脉弦或数 | 泻水降浊 | 温胆汤 | 法夏、陈皮、竹茹、甘草、大黄、牵牛子、泽泻、车前子。神昏者，加苏合香丸 |
| 恢复期 | 脾虚 | 正虚邪留，脾肾虚损，湿热余邪未消 | 倦怠乏力，食少纳呆，面色苍黄，舌淡苔白，脉缓弱 | 健脾益气 | 参苓白术散 | 党参、白术、茯苓、甘草、山药、扁豆、薏苡仁、砂仁、黄芪 |

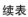

续表

| 证型 | | 病因病机 | 主证 | 治法 | 主方 | 药物 |
|---|---|---|---|---|---|---|
| 恢复期 | 阴虚 | | 头晕，消瘦，咽干舌燥，潮热盗汗，舌红少苔，脉细数 | 补益肾阴 | 六味地黄丸 | 熟地黄、山药、山茱萸、泽泻、茯苓、牡丹皮。选加女贞子、桑寄生、黄柏 |
| | 血尿 | | 显微镜检查血尿不消失 | 清热利湿 凉血止血 | | 酌加车前草、白茅根、荠菜花、旱莲草、仙鹤草、小蓟、紫珠草 |

## 遗　尿

| 证型 | 病因病机 | 主证 | 治法 | 主方 | 药物 |
|---|---|---|---|---|---|
| 下元虚寒 | 禀赋薄弱，肾气不足，下元虚寒，闭藏失职，膀胱不固而遗溺 | 每夜一至数次遗尿，面色皖白，智力低下，腰膝酸软，尿频清冷，肢冷畏寒，舌淡脉沉迟 | 温补肾阳 固摄下元 | 桑螵蛸散合巩堤丸 | 桑螵蛸、菟丝子、益智仁、补骨脂、覆盆子、白果、附子、黄芪、党参、巴戟天 |
| 脾肺气虚 | 脾肺气虚，上虚不能制下，水道失约而遗尿 | 多发于病后，遗尿，尿频量少，面白神倦，四肢乏力，食少便溏，舌淡，脉缓或沉细 | 培元益气 佐以固涩 | 补中益气汤合缩泉丸 | 党参、黄芪、白术、当归、陈皮、升麻、益智仁、山药、五味子、金樱子。熟睡难醒者，加石菖蒲、莲子心 |

续表

| 证型 | 病因病机 | 主证 | 治法 | 主方 | 药物 |
| --- | --- | --- | --- | --- | --- |
| 肝经湿热 | 肝经湿热郁而不解，或下注膀胱，气化失常，亦可遗尿 | 遗尿，小便黄臊，性情急躁，夜间龂齿，面赤唇红，苔薄黄，脉弦滑 | 泻肝清热 | 龙胆泻肝汤 | 龙胆草、栀子、木通、柴胡、连钱草、瞿麦、石韦、黄柏、甘草。惊惕者，加钩藤 |
| 预防及护理 | 1. 培养按时排尿习惯和合理的生活习惯，采用侧卧睡姿，勿使过度疲劳。2. 积极防治引起遗尿的原发病，如尿道口炎、膀胱炎、蛲虫病等。3. 患儿晚饭不进流质，其后少饮水，汤药应在晚饭前服完，以减少夜间尿量。4. 睡前排空小便，睡后注意其遗尿时间，按时唤醒，从而养成每晚自己排尿的良好习惯。积极鼓励较大儿童消除顾虑，克服怕羞及紧张等不良情绪，建立起治好遗尿的信心 | | | | |

# 紫　　癜

| 证型 | 病因病机 | 主证 | 治法 | 主方 | 药物 |
| --- | --- | --- | --- | --- | --- |
| 外感风热 | 风热侵入，灼伤络脉，血渗脉外，留于肌肤则为紫癜，郁于胃肠则腹痛便血，热灼下焦则尿血，瘀滞关节则肿痛 | 发病较急，全身不适，发热食减，紫癜反复发作，下肢和臀部较甚，斑疹鲜红，可融合成片，多呈对称，或有瘙痒，关节肿痛，呕恶腹痛，便血尿血，舌红苔薄腻，脉浮数 | 祛风清热 凉血止血 | 连翘败毒散 | 黑荆芥、炒防风、牛蒡子、金银花、连翘、牡丹皮、赤芍、生地黄。选加赤小豆、车前子、木通、地肤子、白鲜皮、蝉蜕、茜草、牛膝、白茅根、大蓟、小蓟、旱莲草 |

**续表**

| 证型 | 病因病机 | 主证 | 治法 | 主方 | 药物 |
|---|---|---|---|---|---|
| 血热妄行 | 热毒内伏,化火动血,灼伤络脉,迫血妄行,溢于肌肤则紫癜,热邪上炎可鼻衄、齿衄,吐血,热邪下注可便血、尿血 | 壮热不退,皮肤瘀点或瘀斑,色深紫,量多成片,或有衄血、尿血,腹痛便血,面赤心烦,舌红绛,苔薄黄、脉滑数 | 清热凉血止血 | 犀角地黄汤 | 犀角、生地黄、白芍、牡丹皮。选加玄参、黄芩、阿胶、紫草、金银花、连翘、侧柏叶、大黄、地榆、藕节、人参、十灰散 |
| 气不摄血 | 病久不愈,脏腑亏损,气随血去,气虚不能摄血,血溢脉外 | 紫癜反复发作,病程长,斑点色淡,面白神倦,头晕心悸,或有大便隐血试验阳性,舌淡脉细弱 | 补气摄血 | 归脾汤 | 党参、白术、熟地黄、黄芪、当归、白芍、旱莲草、甘草。选加阿胶、乌梅炭、血余炭、煨木香、云南白药 |
| 阴虚火旺 | 肾阴不足,虚火上炎,血不循经,溢于脉外 | 紫癜时发时止,下肢较甚,头晕耳鸣,低热盗汗,面色淡红,手足心热,舌红少津,脉细数 | 滋阴降火凉血止血 | 大补阴丸 | 生地黄、熟地黄、制首乌、黄柏、知母、龟板、麦冬、茜草、阿胶。选加牡蛎、地骨皮、鳖甲、青蒿、珍珠母、女贞子、旱莲草 |

# 汗　证

| 证型 | 病因病机 | 主　证 | 治法 | 主方 | 药　物 |
|---|---|---|---|---|---|
| 表虚不固 | 禀赋不足，或后天失调，致气虚表卫不固，腠理不密，津液妄泄而为汗 | 自汗为主，或伴盗汗，汗出以头颈、肩背明显，动则更甚。平时易感冒，甚则面色㿠白，唇淡，肢端欠暖。舌淡苔薄白，脉细弱，指纹淡 | 益气固表 | 牡蛎散合玉屏风散 | 牡蛎、麻黄根、浮小麦、黄芪、白术、防风。加糯稻根<br>验方：蒲扇烧炭研末，每服 6 克，酒送服 |
| 营卫不和 | 小儿形气未充，腠理不密，或过用发汗，卫外阳气虚弱，营卫失调，汗液外越 | 自汗为主，遍身汗出，恶风，不发热或时有低热，神倦纳差，舌淡苔白，脉浮缓或细缓，指纹淡滞 | 调和营卫 | 黄芪桂枝五物汤 | 黄芪、桂枝、白芍、大枣、甘草、糯稻根、浮小麦、龙骨<br>验方：牡蛎粉、五倍子粉各等量，调匀，撒出汗处 |
| 气阴两虚 | 病后气阴两伤，气虚不能敛阴，阴虚则生内热，热扰心营，心液失藏，外泄为汗 | 盗汗为主，常伴自汗，汗多，遍身湿润，身冷，形寒肢冷，神倦嗜睡，舌淡苔剥或薄白，脉沉细或细弱，指纹紫伏 | 益气养阴 | 生脉散 | 人参、麦冬、五味子、黄芪、枸杞、山茱萸、浮小麦、乌梅<br>验方：甘蔗叶适量，煎水外洗，每日 1 ~2 次，连洗 3 天 |
| 脾胃积热 | 恣食肥甘，脾伤积滞，郁而化热；或痢疾、腹泻病后，余邪留滞，郁积化热，积热蒸腾而汗出 | 自汗，四肢、头额较显，口渴欲饮而饮不多，纳呆腹胀，二便不调，苔薄微黄干，脉濡数或弦，指纹黄或紫滞 | 健脾泄热 | 五味异功散 | 党参、白术、茯苓、甘草、陈皮、胡黄连、山药、麦芽、鸡内金<br>验方：五倍子粉适量，醋调糊状，外敷脐部 |

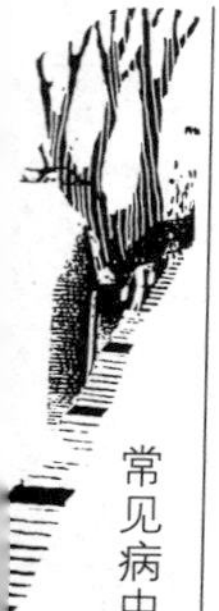



# 蛔虫病、蛲虫病

| 证型 | | 病因病机 | 主证 | 治法 | 药物 |
| --- | --- | --- | --- | --- | --- |
| 蛔虫病 | 一般证 | 误食虫卵，蛔虫寄生肠内，扰乱气机 | 胃脘嘈杂腹痛，时作时止，纳差或贪食而面黄肌瘦，异嗜龂齿，睡眠不安，鼻痒流涎，或排出蛔虫 | 驱虫 | 使君子散加味：使君子肉、槟榔、芜荑、鹤虱、苦楝子、甘草 |
| | 发作期 | 蛔虫走窜或蛔团阻塞肠道，引起剧痛 | 剧烈腹痛，大便不通，或呕恶，腹部有肿块，按之可移动，偏热者发热呕黄苦水，便秘腹痛，苔黄脉滑数；偏寒者腹痛喜按，吐清水，面白肢冷，苔白腻，脉细缓；寒热错杂者则见吐蛔、蛔厥 | 安蛔驱虫 | 剧痛时试服麻油、豆油或花椒油数匙。热者连梅安蛔汤加减：黄连、胡黄连、槟榔、雷丸、黄芩、蒲公英、乌梅、使君子。寒者理中丸加味：人参、干姜、白术、炙甘草、使君子、槟榔、雷丸、花椒、乌梅。寒热错杂者乌梅丸加减：乌梅、细辛、干姜、黄连、黄柏、当归、桂枝、川椒、甘草 |
| | 脾胃气虚 | 脾胃素弱，加之蛔虫寄生肠内，正气更虚，不任攻伐 | 形体瘦弱，面色不华，肚腹胀大，青筋暴露，倦怠懒言，腹痛时作，舌淡苔白，脉弱 | 益气健脾 | 先用异功散加味：人参、白术、茯苓、陈皮、甘草、神曲、麦芽、山楂。再按一般证驱虫 |

续表

| 证型 | 病因病机 | 主证 | 治法 | 药物 |
|---|---|---|---|---|
| 蛲虫病 | 误食蛲虫卵，蛲虫寄生肠内 | 肛门奇痒夜甚，女孩可见前阴痒，睡眠不宁，睡后可在肛门部找到虫体，搔破者可见皮炎，呕恶纳差，腹痛烦惊，好咬指甲，尿频遗尿 | 杀虫止痒 | 蛲虫散：使君子粉9份，生大黄1份，每服（年龄+1）×0.3克，每日3次，饭前1小时服，每日量不超过12克。疗程为7天。以后每周服药2天。外用百部酊搽肛门皱襞，每日3次 |

## 麻　疹

| 证型 | | 病因病机 | 主证 | 治法 | 主方 | 药物 |
|---|---|---|---|---|---|---|
| 顺证 | 初热期 | 接触传染源，麻疹病毒由口鼻而入，侵及肺卫 | 由发热至皮疹出现约3天。发热渐高，咳嗽流涕，目赤怕光，眼胞浮肿，流泪，神倦纳呆，咽痛，吐泻，可见麻疹黏膜斑，苔薄白或微黄，脉浮数，指纹紫 | 辛凉透表 | 银翘散　宣毒发表汤 | 金银花、连翘、牛蒡子、桔梗、薄荷、前胡、荆芥穗、升麻、葛根、浮萍、甘草。选加蝉蜕、僵蚕、射干、板蓝根、麻黄、紫苏叶、人参 |
| | 见形期 | 毒渐传里，热兴于脾，正邪交争，毒透于外 | 皮疹出现至消退3～4天，高热口渴，咳甚眵多，烦躁或嗜睡，耳后先见玫瑰样针尖大丘疹，扪之碍手，渐及头面、胸背、四肢、手足心见疹为出齐。舌红苔黄脉洪数，指纹紫 | 清热解毒透疹 | 清解透表汤 | 金银花、桑叶、连翘、赤芍、葛根、升麻、蝉蜕、甘草、西河柳、知母、麦冬、紫草。选加石膏、生地黄、天花粉、芦根、地龙、红花、丹参 |

**续表**

| 证型 | | 病因病机 | 主证 | 治法 | 主方 | 药物 |
|---|---|---|---|---|---|---|
| 顺证 | 疹没期 | 麻为阳毒，化热化火，后期多见阴液耗伤 | 皮疹按出现次序消退，皮屑脱落如糠样，遗留棕色斑，热退咳嗽，神爽食增，舌红干少苔，脉细数或弱，指纹淡红 | 养阴益气 清解余邪 | 沙参麦门冬汤 | 沙参、麦冬、桑叶、天花粉、扁豆、甘草、生地黄、竹叶、牡丹皮、知母。选加麦芽、山楂、神曲 |
| 逆证 | 麻毒闭肺 | 正虚邪盛，或受凉复感外邪，毒邪郁肺，肺气闭塞 | 高热咳剧，气促鼻翕痰鸣，疹出不透，甚则烦躁，口唇紫绀，四肢欠温，舌红绛，苔黄，脉浮数或洪数，指纹青紫 | 清热解毒 宣肺化痰 | 麻杏石甘汤 | 麻黄、杏仁、石膏、甘草。选加金银花、连翘、鱼腥草、紫草、葶苈子、板蓝根、天竺黄、鲜竹沥、猴枣散、生脉散 |
| | 毒陷心包 | 麻毒炽盛，熏蒸心包，引动肝风 | 高热不退，昏谵狂躁，呕吐，抽风，甚则呼吸微弱，面白肢冷，舌红绛，苔黄干，脉滑数或洪数 | 清热解毒 平肝息风 | 犀角地黄汤 | 犀角、生地黄、赤芍、牡丹皮。加知母、玄参、地龙、紫草、板蓝根、紫雪丹或安宫牛黄丸 |
| | 麻毒攻喉 | 麻毒内陷，热毒上攻，搏结咽喉 | 咽喉肿痛，吞咽不利，呛咳声嘶，心烦呕吐，甚至呼吸困难，张口抬肩，舌红苔黄，脉浮数 | 清热解毒 利咽消肿 | 清咽下痰汤 | 玄参、桔梗、牛蒡子、甘草、贝母、瓜蒌皮、射干、板蓝根、紫草、六神丸 |

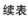

续表

| 证型 | 病因病机 | 主证 | 治法 | 主方 | 药物 |
|---|---|---|---|---|---|
| 麻后潮热 | 麻毒热邪伤阴损气，气阴不足而致 | 麻后潮热不解，大便不调，肤燥消瘦，咳嗽无力，盗汗或自汗，纳呆腹胀，舌红少苔，脉细数，指纹淡 | 养阴清热 | 地骨皮饮 | 地骨皮、银柴胡、知母、太子参、麦冬、鳖甲、扁豆 |
| 麻后痢 | 麻毒壅盛，邪入大肠所致 | 麻后身热未退，大便胶黏，脓血相兼，腹痛，里急后重，日数次至十几次，量少，纳呆神倦，苔黄厚或腻，脉滑数，指纹紫滞 | 清热解毒 化湿止痢 | 白头翁汤 | 白头翁、黄连、黄柏、赤芍、枳壳、紫草、木棉花、金银花、马齿苋 |
| 麻后夜盲 | 护理失当，饮食失调，津血不足，或麻毒伤阴，肝阴不足，目窍失养 | 眼目干涩，夜盲，或目睛云翳，舌尖红，苔少，脉细数或细弱，指纹淡 | 养阴明目 | 杞菊地黄丸 | 枸杞、菊花、地黄、山茱萸、山药、牡丹皮、泽泻、茯苓、密蒙花、木贼草 |

续表

| 证型 | 病因病机 | 主证 | 治法 | 主方 | 药物 |
|---|---|---|---|---|---|
| 麻后痧癞 | 余毒未清，留恋血分，复感风邪，遏于肌肤 | 皮肤瘙痒，出现形如疥疮的小疹，心烦食少，甚则夜眠不宁，苔微黄，脉浮略数，指纹淡紫 | 滋阴养血祛风止痒 | 四物汤 | 生地黄、赤芍、当归、玄参、何首乌、白蒺藜、蝉蜕、白薇、银柴胡 |

## 风疹

| 证型 | 病因病机 | 主证 | 治法 | 主方 | 药物 |
|---|---|---|---|---|---|
| 邪郁肺卫 | 风热时邪由口鼻而入，邪毒郁肺，蕴于肌腠，与气血相搏，邪毒外泄于肌肤 | 恶风发热，咳嗽流涕，目赤喷嚏，神倦纳差，疹色浅红，起于头面，继发于身躯，分布均匀，稀疏细小，二三日消退，瘙痒，耳后及枕部淋巴结肿大，苔薄黄，脉浮数，指纹紫，达风关 | 疏风清热 | 银翘散 | 金银花、连翘、牛蒡子、薄荷（后入）、桔梗、竹叶、蝉蜕、生甘草 |
| 邪热炽盛 | 邪毒炽盛，影响营分，出于血络，外泄肌肤 | 高热口渴，心烦神倦，疹色鲜红或紫黯，成片，扪之碍手，瘙痒较甚，久不消退，胸腹胀，纳呆，尿赤便干，唇干舌红，苔黄粗或厚，脉洪数，指纹紫，达风关或气关 | 凉血解毒 | 透疹凉解汤 | 桑叶、金银花、连翘、牛蒡子、薄荷、竹叶、蝉蜕、赤芍、生地黄、牡丹皮、紫草。选加天花粉、鲜芦根、神曲、麦芽、枳壳、生大黄 |
| 预防及护理 | 1. 注意隔离。托儿所、幼儿园等儿童集中的地方，发现风疹患儿应隔离到出疹后5天。未患过风疹的小儿，尽量避免与患儿接触，并勿去公共场所。2. 注意护理，避免风寒侵袭，防止并发其他病证。3. 注意防止抓破皮肤引起感染。4. 发病期间忌辛辣、煎炸、油腻食物，饮食宜清淡 | | | | |

## 幼儿急疹

| 证型 | 病因病机 | 主证 | 治法 | 主方 | 药物 |
|---|---|---|---|---|---|
| 发热期 | 外感风热时邪，郁于肺脾，蕴于肌腠，与气血相搏 | 突发高热，咽红肿，尿黄短，精神、食欲如常，偶有目赤、呕吐、腹痛、泄泻、惊厥，苔薄黄，脉浮数，指纹青紫 | 疏风清热 | 银翘散 | 金银花、连翘、牛蒡子、淡豆豉、荆芥、薄荷、桔梗、竹叶、芦根、甘草。选加枳实、葛根、扁豆、蝉蜕、地龙、板蓝根 |
| 出疹期 | 邪毒干扰气血，正气充沛，抗邪于外，邪毒外发肌肤 | 热退后颈部先发玫瑰红色丘疹，针尖大小，压之退色，不痒，1 天内布满全身，躯干、腰最多，面、肘、膝极少或无，1 ~2 天后消退，无脱屑疤痕，或有颈周淋巴结肿大，苔薄黄，脉浮数，指纹紫淡 | 凉血解毒 | 化斑解毒汤 | 玄参、知母、石膏、连翘、牛蒡子、竹叶、甘草、赤芍、生地黄<br>煎水外洗方：金银花藤、白鲜皮、朴硝各 50 克 |
| 预防及护理 | 1. 发现病儿应立即隔离观察 10 天。2. 多喝开水，食流质或半流质。3. 注意避免风寒。4. 高热时用毛巾冷敷头部，或用体积分数为 30% ~50% 的乙醇擦浴，注意防止高热抽搐 | | | | |

## 水痘

| 证型 | 病因病机 | 主证 | 治法 | 主方 | 药物 |
|---|---|---|---|---|---|
| 风热夹湿 | 时邪入里，蕴邪肺脾，与内湿相搏，发于肌肤 | 咳嗽流涕纳减，发热同时或 1 ~2 天后头面躯干渐次出现米粒大红疹，四肢较少，逐渐形成水疱，痘疹红润，稀疏椭圆，清净明亮，内含水液，瘙痒，二便调和，苔薄白，脉浮数 | 疏风清热 解毒祛湿 | 银翘散 | 金银花、连翘、牛蒡子、薄荷、竹叶、甘草、紫草、桔梗、滑石、草薢、蝉蜕、浮萍 |

续表

| 证型 | 病因病机 | 主证 | 治法 | 主方 | 药物 |
|---|---|---|---|---|---|
| 湿热炽盛 | 邪盛正衰,湿热炽盛,内犯气营 | 壮热烦渴,口齿干燥,唇红面赤,神倦,痘疹稠密紫暗,痘浆浑浊透亮,甚则口腔亦见疱疹,牙龈肿痛,尿赤便结,苔黄糙而厚,脉洪数或滑数 | 清热凉血 解毒渗湿 | 清胃解毒汤 加味消毒饮 | 金银花、连翘、牛蒡子、赤芍、黄芩、知母、牡丹皮、石膏、生地黄、紫草、猪苓、茯苓、薏苡仁。邪在气营致高热神昏抽搐者,用清瘟败毒饮加紫雪丹 |
| 预防及护理 | 1. 水痘传染性很强,发现患儿应立即隔离,直至全部痘疹结痂。2. 室内空气要流通,并注意防止外感。3. 患儿宜食易消化而营养丰富的饮食,忌油腻辛燥,多饮水,或以胡萝卜、荸荠、甘蔗等煎水代茶。4. 勿抓破皮肤,已破者涂 20 克/升(2%)的甲紫溶液,或撒布绵茧散、青黛散以防感染。5. 流行时,可用金银花藤、野菊花、连翘、板蓝根煎水服,以预防感染 | | | | |

## 流行性腮腺炎

| 证型 | 病因病机 | 主证 | 治法 | 主方 | 药物 |
|---|---|---|---|---|---|
| 温毒在表 | 温毒由口鼻而入,壅阻少阳经脉,郁而不散,结于腮部 | 畏寒发热,头痛轻咳,耳下腮部酸痛,咀嚼不便,继之一侧或两侧腮部肿胀疼痛,边缘不清,苔薄白微黄,脉浮数 | 疏风清热 散结消肿 | 银翘散 | 金银花、连翘、桔梗、牛蒡子、薄荷、黄芩、板蓝根、夏枯草 |
| 热毒蕴结 | 邪入少阴,经脉壅滞,气血流行受阻,腮部肿痛 | 高热头痛,神倦烦渴,食少呕恶,腮部漫肿灼痛,咽部红肿,咀嚼吞咽不便,尿赤便结,苔黄薄腻,脉滑数 | 清热解毒 软坚消肿 | 普济消毒饮 | 黄芩、连翘、玄参、牛蒡子、板蓝根、僵蚕、桔梗、薄荷、夏枯草、蒲公英、昆布、大黄。并发睾丸炎者,加龙胆草、荔核、延胡索、枳壳;并发脑膜炎神昏惊厥者,加地龙合紫雪丹;频呕者,用玉枢丹 |

续表

| 证型 | 病因病机 | 主证 | 治法 | 主方 | 药物 |
|---|---|---|---|---|---|
| 外治法 | 1. 青黛散以醋调敷腮部,每日3次。2. 仙人掌、鲜蒲公英、鲜马齿苋、鲜芙蓉花叶任选一种,捣烂敷患部。3. 玉枢丹或金黄散水调敷患部。4. 天花粉、绿豆等份为末,水调敷患部,每日3次 | | | | |
| 预防及护理 | 1. 隔离至腮腺完全消肿为止。2. 发热期应卧床休息,食流质、半流质,忌酸辣,注意口腔卫生,多饮开水。3. 流行期或接触过病人者,用板蓝根10克,金银花10克,煎水服。每日1剂,连服3天 | | | | |

## 百日咳

| 证型 | 病因病机 | 主证 | 治法 | 主方 | 药物 |
|---|---|---|---|---|---|
| 初咳期(约2周) | 时疫风邪侵袭肺卫 | 咳嗽初起似外感,逐渐加剧,常流涕,痰稀白多泡沫,苔薄白,脉浮有力,指纹淡红 | 宣肺化痰 | 金沸草散 | 旋覆花、前胡、荆芥、细辛、百部、川贝母、半夏。选加麻黄、杏仁(偏风寒);桑叶、菊花、连翘(偏风热) |
| 痉咳期(约5周) | 邪与痰结,郁而化热,痰热壅肺,肺失清肃,肺气上逆 | 阵咳频作,咳后有回吼声,入夜尤甚,痰多而黏,呕吐后阵咳暂停,面赤神烦,尿黄便干,苔微厚,脉数有力,指纹紫滞 | 清热泻肺 化痰止咳 | 桑白皮汤 | 桑白皮、川贝母、黄芩、黄连、杏仁、葶苈子、冬瓜仁、百部。选加天冬、麦冬、苏子、竹茹、瓜蒌、白茅根、胆南星、安宫牛黄丸。寒痰阻肺者,用小青龙汤 |

续表

| 证型 | | 病因病机 | 主证 | 治法 | 主方 | 药物 |
| --- | --- | --- | --- | --- | --- | --- |
| 恢复期(约3周) | 气虚型 | 久咳伤肺，肺气虚衰，肺损及脾 | 恢复期咳吼呕渐减，气虚型还可见形弱肢冷，神疲面㿠，咳而声低，痰少而稀，食少腹胀，乏力自汗，尿清便溏，苔薄白，脉沉细，指纹淡 | 益肺健脾 | 人参五味子汤 | 人参、五味子、茯苓、白术、麦冬、大枣、生姜、甘草 |
| | 阴虚型 | 邪热久稽，肺阴受损 | 干咳无力，手足心热，夜卧不安，神烦盗汗，颊赤唇干，苔薄黄，脉数无力，指纹紫淡 | 养阴润肺 | 麦门冬汤 | 麦冬、沙参、天冬、白芍、黄精、石斛、地骨皮 |

## 肺结核

| 证型 | 病因病机 | 主证 | 治法 | 主方 | 药物 |
| --- | --- | --- | --- | --- | --- |
| 阴虚内热 | 痨虫由口鼻而入，蕴伏肺间，蚀肺系，化热伤阴 | 潮热，盗汗，颧红，干咳少痰，唇燥咽干，烦渴食少，尿黄便干，舌红苔薄，脉细数 | 滋阴清热 | 秦艽鳖甲散 | 秦艽、鳖甲、柴胡、地骨皮、青蒿、知母、黄精、沙参。选加功劳叶、白芍、当归、天冬、麦冬、罂粟壳、桑白皮、佛手、麦芽 |
| 肺火炽盛 | 邪盛正虚，邪从火化，肺火炽盛，肺失清肃，肺气上逆 | 高热起伏，咳嗽汗多，呼吸急促，颧赤唇青，烦躁不安，大便秘结，小便短赤，舌红苔黄厚，脉数有力 | 清肺泻火 | 清骨散 | 银柴胡、白薇、胡黄连、地骨皮、秦艽、知母、青蒿、沙参、白及、黄芩。选加鲜生地黄、石膏、瓜蒌、葶苈子、郁金、牡丹皮、丹参 |
| 气阴两虚 | 病久不愈，肺损及脾，气阴两伤 | 低热多汗，咳嗽气短，形羸面㿠，食少乏力，大便溏薄，小便清长，舌淡少苔，脉沉数无力 | 养阴益气 | 百合固金汤 | 百合、生地黄、熟地黄、麦冬、当归、白芍、贝母、桔梗、白术、党参、功劳叶。选加紫菀、马兜铃、百部、款冬花、陈皮、半夏、肉桂、黄芪 |

# 新生儿不乳

| 证型 | 病因病机 | 主证 | 治法 | 主方 | 药物 |
| --- | --- | --- | --- | --- | --- |
| 元气虚弱 | 多由早产，先天不足，形气怯弱，或难产、滞产等，致元气虚弱不振，气息奄奄，无力吸吮 | 婴儿未足月或有难产史，形神虚怯，气息微弱，哭声低沉，面白唇淡，无力吸吮 | 培补元气 | 独参汤 | 先予独参汤大补元气，继进四君子汤：人参、白术、茯苓、甘草 |
| 脾胃虚寒 | 孕母过食寒凉，或产时受凉，使婴儿感风中寒，寒邪内蕴，脾胃运化不行，致不乳 | 不乳，面色苍白，四肢欠温，口鼻气冷，唇舌色淡，腹部冷痛，曲背而啼 | 温中健脾散寒行气 | 匀气散 | 陈皮、桔梗、炮姜、砂仁、木香、炙甘草、红枣<br>并可艾条悬灸脐部 |
| 秽热郁积 | 胎粪不下，或小便不通，或吞入羊水，致秽热壅结，气机不运，故不乳 | 生后不乳，腹部胀满，大便不通，小便短赤，或兼呕吐，啼哭声粗，烦躁不宁，气息短促，舌苔黄厚腻 | 逐秽清热通便 | 一捻金 | 大黄、槟榔、炒二丑、人参各等份，研细末，蜜水调服<br>继用生葛根捣汁或干葛根煎汤灌服 |
| 预防及护理 | 1. 孕妇要注意营养，做好产前检查，防止难产、早产、滞产、羊水吸入等情况发生。2. 注意婴儿保暖 | | | | |

# 新生儿黄疸

| 证型 | 病因病机 | 主证 | 治法 | 主方 | 药物 |
|---|---|---|---|---|---|
| 阳黄 | 母体素蕴湿热邪毒，传于胎儿 | 黄疸色深鲜明，倦怠，或有发热，尿深黄，便秘，苔黄腻。湿重于热者黄疸不太鲜明，苔厚腻微黄 | 清热利湿 | 茵陈蒿汤 | 茵陈、栀子、生大黄（后下）、茯苓、泽泻、黄柏。湿重于热者加白术、猪苓、厚朴、藿香；热毒炽盛者加水牛角、黄连、生地黄、大青叶；昏厥者加安宫牛黄丸 |
| 阴黄 | 素体阳虚，或阳黄失治，脾阳不振，湿从寒化，溢于肌肤 | 黄疸色淡晦暗，神疲，四肢欠温，不思食，大便灰白或溏，苔白腻 | 健脾温化 | 茵陈理中汤 | 茵陈、党参、白术、干姜、茯苓、甘草。大便灰白不畅加生大黄；面白神萎、气血不足加当归、黄芪 |
| 单方 | 1. 茵陈 30 克，金钱草 30 克，车前草 30 克，阴行草 30 克，玉米须 30 克，田基黄 30 克，水煎服，连服 1 月。2. 茵陈 30 克，芦根 30 克，白茅根 30 克，天花粉 30 克，水煎服 | | | | |
| 预防及护理 | 1. 孕妇注意饮食卫生，忌酒和辛热之物，避免滥用药物。2. 对以前有原因不明的死胎、流产或新生儿重度黄疸的孕妇要在分娩过程中密切注意，缩短分娩时间，尽快结扎脐带。3. 对有新生儿黄疸史的孕妇，可在妊娠 24 周开始服中药预防，如上述验方，隔日 1 剂，至产前 15 天改为每日 1 剂，共服 30 剂左右 | | | | |

# 新生硬肿症

| 证型 | 病因病机 | 主证 | 治法 | 主方 | 药物 |
|---|---|---|---|---|---|
| 阳气虚衰 | 禀赋不足，元阳不振，阳气不布，肌肤不得温煦而发 | 僵卧身冷，昏昏多睡，声低息微，关节不利，头身难以动摇，皮肤板硬，苍白肿亮，按之凹陷，硬肿范围较广，唇舌淡白，指纹淡红或隐伏 | 益气温阳 | 参附汤 | 人参、附片、黄芪、茯苓、桂枝。浓煎，频滴口中 |
| 寒凝血涩 | 护理不当，感寒伤阳，寒凝血涩而发 | 肢冷身欠温，硬肿多局限在脂多而血运差的部位，如小腿、臀、臂、面颊，皮肤红肿或暗紫如冻伤，面晦，唇舌暗红，指纹红滞或不显 | 益气温经 活血通脉 | 当归四逆汤 | 党(人)参、黄芪、肉桂、细辛、川芎、炙甘草、当归、木通、赤芍 |
| 其他疗法 | 1. 复温：是治疗本病的重要措施之一，原则是逐渐复温。可用热水袋、烧砖等使包被温暖，或由人贴肉抱儿于怀，盖上棉被。有条件者可用暖箱，从26℃始，每小时升1℃，6小时升至32℃。升温过快可致死。2. 喂养：体温渐升，代谢也渐增，应供给足够热量。吸吮力差的，可用滴管喂奶，必要时鼻饲，或静脉点滴100克/升（10%）的葡萄糖、血浆等。3. 局部肿块消失较慢者，可配合艾条温灸，或用韭菜白酒温搽患处，每日2次。配制法：用韭菜150克，切成3厘米长，入容器中加少量水煮熟，再加白酒适量，待温后用纱布蘸搽硬肿处 | | | | |

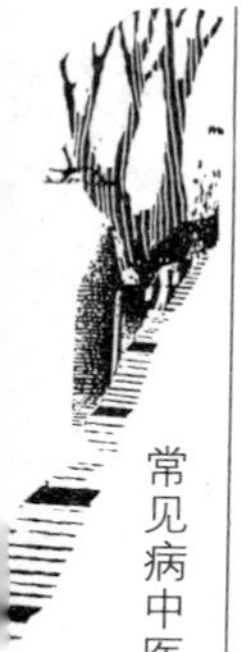



# 脐 部 疾 病

| 证型 | | 病因病机 | 主证 | 治法 | 主方 | 药物 |
| --- | --- | --- | --- | --- | --- | --- |
| 脐湿 | | 水湿或尿液久侵脐部，邪毒侵肤 | 脐带脱落后，脐孔湿润不干，或稍有红肿 | 收敛固涩 | 龙骨散 | 龙骨、枯矾等份，共研细末，干扑脐部。或用煅牡蛎炉甘石粉 |
| 脐疮 | | 脐湿未愈，邪毒渐盛，壅于脐周，郁而成疮 | 脐部红肿光亮，重者向周围蔓延，甚至糜烂流脓，发热唇红，烦渴 | 清热解毒 疏风散邪 | 清热消毒散 | 黄连、山栀、连翘、当归、赤芍、生地黄、金银花、甘草、防风、牛蒡子。另以青黛散或金黄散干扑脐部。轻者外治即可 |
| 脐血 | 胎热内盛 | 胎热内盛，迫血妄行 | 断脐后脐部有血渗出，经久不止，发热面赤，口干唇焦，舌红 | 清热凉血止血 | 茜根散 | 茜根炭、地榆、鲜生地黄、当归、山栀、黄芩、黄连、鲜白茅根 |
| | 气不摄血 | 先天不足，气不摄血 | 断脐后脐部渗血不止，脐血淡红，面色不华，四肢欠温，唇舌淡白 | 益气摄血 | 归脾汤 | 党参、白术、黄芪、茯苓、炙甘草、当归、阿胶、蒲黄 |
| 脐突 | | 因脐部薄弱或婴儿啼哭、咳嗽、努挣太过而致肠管从脐环突出于皮下 | 脐部呈半球状或囊状突起，不红不痛，虚大光浮，压之入腹，放之复出，咳、啼时增大 | 行气消疝 内外合治 | 导气汤 | 金银花炭、小茴、木香、吴茱萸、山楂、枳壳。外用芭蕉汁调敷二豆散：赤小豆、淡豆豉、天南星、白蔹各 4 克，共为末，每调 2 克（多数可不治自愈） |